FITNESS KOCHBUCH

Die 111 besten Rezepte für den Muskelaufbau und die effektive Fettverbrennung

Rezepte Master

INHALT

DEIN NEUES FITNESSBUCH

Ein herzliches Willkommen! Wir freuen uns, dass du dich für dieses Kochbuch entschieden hast. Du erhältst hierin viele genussvolle Anregungen und Ideen, um deine Gesundheit und dein Wohlbefinden auf ein neues Level zu heben und deinem Traumkörper Schritt für Schritt näherzukommen.

Fitness setzt sich aus den wichtigsten Komponenten Ernährung und Bewegung zusammen. In diesem Buch haben wir beides vereint. Zum einen findest du hier ausgewogene und leckere Rezepte. Und als Bonus wartet eine sportliche Challenge auf dich, mit einem Trainingsplan für einen flachen Bauch. Du kannst die Übungen gerne nach Plan machen oder in dein bestehendes Sportprogramm integrieren.

Die Gerichte sind nach modernen wissenschaftlichen Erkenntnissen konzipiert und von unserem Team ausgiebig getestet. Hier erwarten dich hochwertige Zutaten, unverarbeitete Lebensmittel und purer Geschmack. Jedes Rezept ist mit Nährwertangaben versehen, sodass du genau im Griff hast, wie viel du zu dir nimmst.

Unser Buch ist so angelegt, dass es ideal in dein Leben passen soll. Du kannst dir die Rezepte gerne jeden Tag frisch zusammenstellen, vieles eignet sich darüber hinaus auch zum Vorkochen. Der Geschmack und der Spaß stehen dabei im Vordergrund, während du Neues ausprobierst und deine Gewohnheiten in eine gesündere Richtung lenkst.

DEINE MOTIVATION

Unsere Rezepte sollen einen Baustein deiner verbesserten Routine darstellen. Deshalb findest du hier einige Tipps, wie es dir in der Praxis einfacher fallen soll. Eine erste wichtige Voraussetzung für einen fitteren Lebensstil ist die richtige mentale Vorbereitung.

Es hilft ungemein, wenn du dir bewusst machst, warum du deine Ernährung umstellen möchtest. Was ist deine grundlegende Motivation dabei? Ob es um deine allgemeine Fitness geht oder du ein Muskelwachstum erreichen möchtest ist dabei egal, solange du dein persönliches Ziel fest vor Augen hast.

Verzicht ist nicht immer einfach, da geht es den meisten Menschen gleich. Erst wenn du dir klar machst, dass der kurzweilige Genuss dich nicht lange zufrieden stellt, kannst du ihn einordnen. Denn die eigene Gesundheit ist enorm wertvoll. Wir wollen dir helfen, dich in deinem Körper wohlzufühlen, dich frei und leicht zu bewegen und Freude am gesunden Kochen und Essen zu haben. Wenn du diese Vorteile in den Vordergrund stellst, kommt das Abnehmen, fitter werden und das Erreichen deiner sportlichen Ziele fast automatisch. Die äußeren Lebensumstände können wir nicht immer beeinflussen, aber wie wir unseren Körper behandeln, haben wir selbst in der Hand. Versuche, die Sache entspannt und mit Leichtigkeit anzugehen und dich auf die Vorteile zu fokussieren, damit du lange Freude daran hast. Gerne kannst du die Rezepte auch zu deiner neuen Basis in der Küche betrachten, damit du deine sportlichen Herausforderungen spielend meistern wirst.

EINKAUFEN

Es ist im Alltag nicht immer einfach, sich gesund zu ernähren. Schon beim Einkaufen treffen wir auf unzählige, zugegeben oft leckere Angebote, die aber leider teilweise richtig ungesund sind. Der wichtigste Tipp für dich ist, dass du etwas Mühe in die Vorbereitung stecken solltest. Dabei ist es hilfreich, sich selbst zu reflektieren. Wo liegen deine Punkte, die du verbessern kannst? Wenn du zum Beispiel immer abends vor dem Fernseher schwach wirst, ist es sinnvoll, alle Süßigkeiten und Snacks einmal wegzuräumen und sich eine Alternative zu überlegen. Wie wäre es mit einem unserer gesunden Kekse statt Schokolade?

Für den Einkauf hilft eine genaue Liste der benötigten Zutaten. Mit etwas Zeit und unserem Kochbuch kannst du deine Woche schon im Voraus in Ruhe planen. Manche Zutaten mögen dir etwas ausgefallener vorkommen, jedoch wirst du dich relativ schnell an die Umstellung gewöhnen. Vielleicht hast du ja auch Lust, dich im Biomarkt von der Auswahl an Produkten inspirieren zu lassen. Wenn dir das exakte Planen nicht liegt, ist es nicht zwingend notwendig, die Woche strikt durchzuorganisieren, sondern nur die ein bis zwei Tage, für die du Besorgungen tätigen möchtest. Dabei zahlt es sich aus, wenn du beim Einkauf planvoll auf unverarbeitete, frische Lebensmittel setzt und dich vor allem nicht hungrig auf den Weg machst.

BESONDERE ZUTATEN
SCHNELL ERKLÄRT

Nüsse, Mandeln, Nussbutter und Co.: Sind in jedem Supermarkt zu finden. Die pürierte Variante, also Nussmus, ist meist als Brotaufstrich in der Bioabteilung erhältlich. Wenn du auf Nachhaltigkeit Wert legst, empfehlen wir dir, dass du dich nach einem Unverpackt-Laden umsiehst. Hier kannst du bereits beschriftete Schraubgläser mitbringen und die trockenen Zutaten hineinfüllen. Das ist genial für die Umwelt und spart dir einige Arbeit beim Auspacken. Nach einer Weile wirst du auch wissen, wie viel du von welcher Sorte benötigst und kannst somit besser planen.

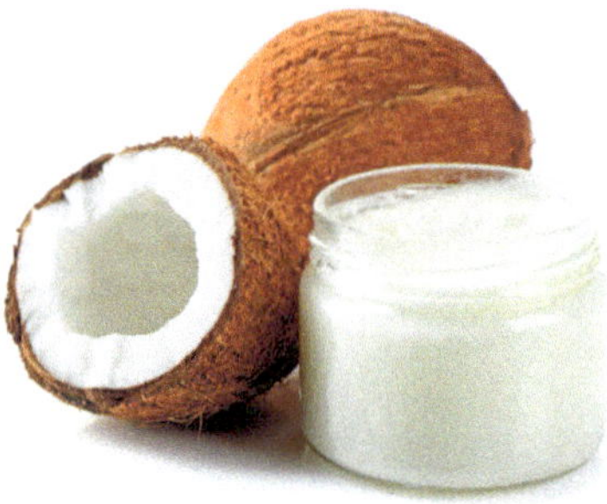

Kokosöl: Dieses vielseitige Öl gibt es mittlerweile auch im Supermarkt und in der Drogerie, meist sogar im ständigen Sortiment. Discounter haben oft große Gläser Kokosöl im Angebot, wenn sie asiatische Lebensmittel anbieten, und es lohnt sich dann, auch aufgrund des günstigen Preises, hier zuzuschlagen. Kokosöl ist für die innere und äußere Anwendung ideal geeignet, vom Bratöl bis zur DIY-Haarkur finden sich unzählige tolle Möglichkeiten.

Leinsamen: Das Urgestein unter den Fitness-Lebensmitteln. Die Samenkörner des Lein- oder Flachsgewächses werden schon seit tausenden von Jahren als Nutzpflanze angebaut. Die Samen quellen während der Verdauung auf, machen satt und unterstützen den Körper so auf positive Weise. Vor allem wenn sie geschrotet oder leicht zermahlen werden, sind sie sehr gesund, da die Inhaltsstoffe dann leichter vom Körper aufgenommen werden können. Leinsamen gibt es in der Apotheke, im Reformhaus und teilweise auch im Bioladen zu kaufen.

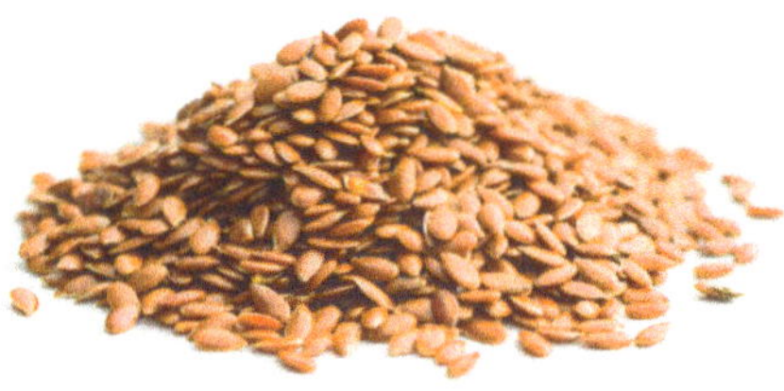

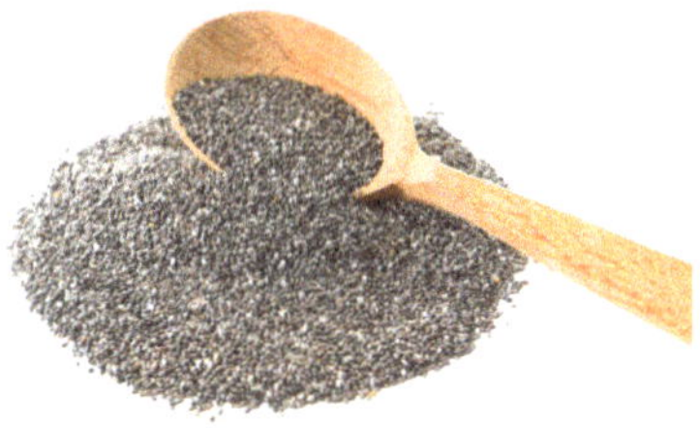

Chiasamen: Sie sind quasi die exotischen Schwestern der Leinsamen. Auch die Samen der mexikanischen Chiapflanze quellen bei Kontakt mit Wasser auf und helfen beim Abnehmen, da eine kleine Menge sehr satt macht. Darüber hinaus liefern sie viele wichtige Vitamine und Mineralien. Chiasamen findest du online oder in der Gesundheitsabteilung von Drogerien und Supermärkten.

Flohsamenschalen: Die indischen Samen des Flohsamenstrauches sind ebenfalls bekannt für ihre großartige Quellfähigkeit. Man nutzt die Schalen gerne in Wasser aufgelöst zur Darmreinigung. Auch zum kalorienarmen Binden von Saucen und Suppen können sie verwendet werden. In Gebäck sind sie ein hervorragender Lieferant von sehr wichtigen Ballaststoffen. Sie sind in der Drogerie oder online erhältlich.

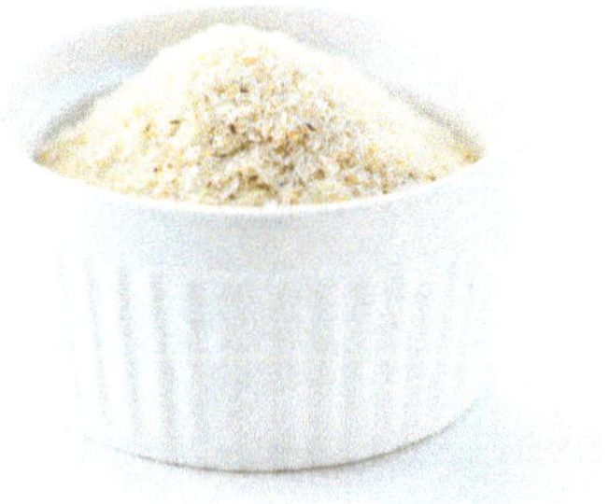

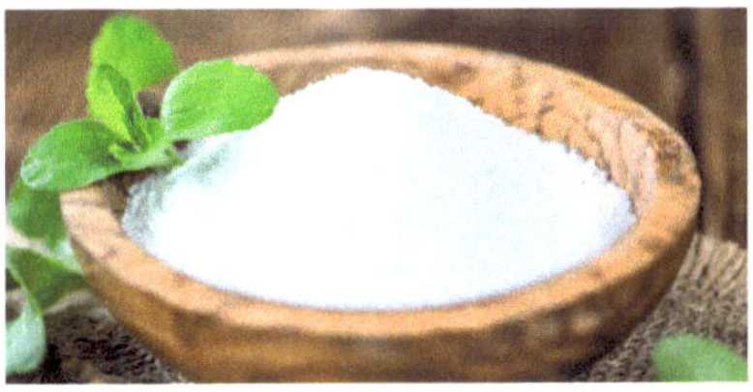

Erythrit: Ein Süßungsmittel, das statt Zucker oder Honig verwendet wird. Es kommt natürlicherweise in manchen Obst- und Gemüsesorten vor und ist sehr bekömmlich, bei kaum Kalorien. Du findest Erythrit online, aber auch in Drogerien von der Marke „Xucker".

Stevia: Ein weiteres alternatives Süßungsmittel, das sehr kalorienarm ist. Es wird aus der Steviapflanze gewonnen und eignet sich besonders gut auch zum Backen, da die Süßkraft vielfach höher ist als bei Haushaltszucker.

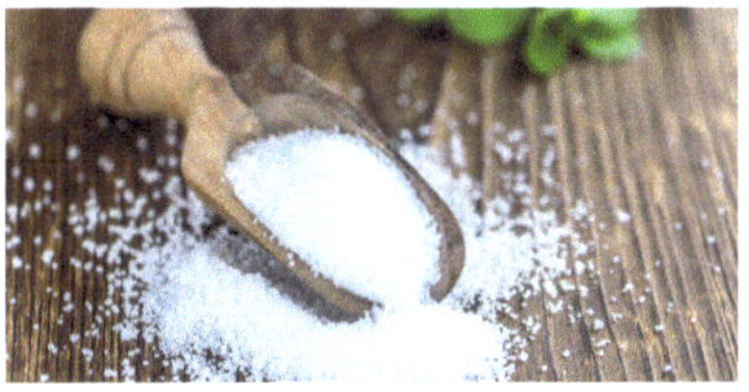

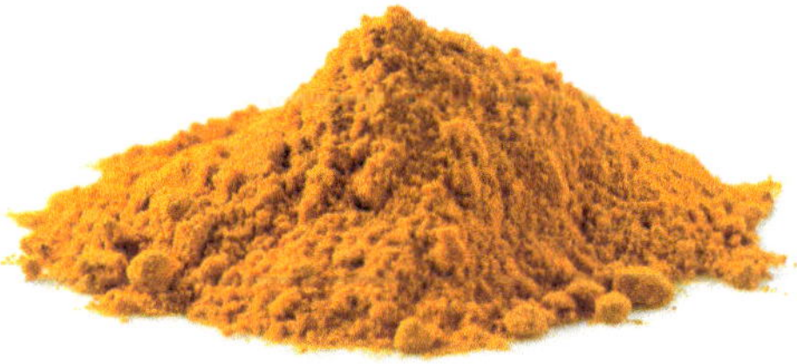

Garam Masala: Diese indische Würzmischung aus Zimt, Kardamom, Pfeffer und vielen weiteren Zutaten ist sehr gesund, regt den Stoffwechsel an und wärmt dich von innen. Du findest sie in größeren Läden und auch bei Gewürzständen. Je hochwertiger die Mischung, desto besser wirken die Gewürze für den Körper.

Skyr: Nicht nur irgendein Joghurt. Ursprünglich eine traditionelle Zutat der isländischen Küche, wurde das Milchprodukt auch hierzulande entdeckt und erfreut sich großer Beliebtheit. Skyr beinhaltet wenig Fett, dafür aber eine große Menge an Protein, was ideal für die schlanke Linie ist. Skyr gibt es auch auf pflanzlicher Basis und wird in der veganen Küche gerne als Quarkersatz genommen. Im Supermarkt findest du beide Varianten.

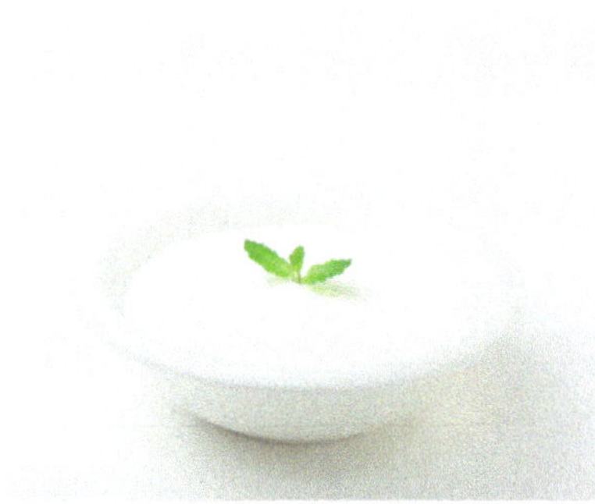

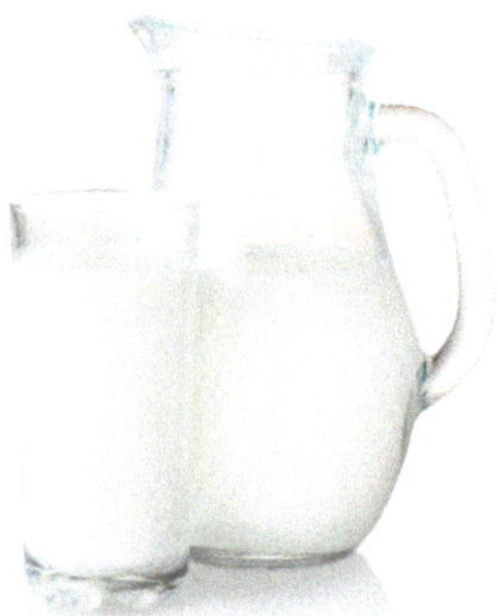

Pflanzenmilch: Es gibt mittlerweile unzählige Sorten an pflanzlichen Milchalternativen. Sojamilch ist hierbei die gängigste, die sich für fast alles eignet: zum Backen, Kochen, im Kartoffelpüree und sogar als vegane Mayonnaise. Einziges Manko ist dabei ihr recht hoher Eigengeschmack, an den sich viele erst einmal gewöhnen müssen. Etwas neutraler im Geschmack ist Mandelmilch, die man auch toll pur trinken kann. Wer es süßer mag, kann gerne in seinem Kaffee Reis- oder Hafermilch als fettarme Alternative zur Kuhmilch ausprobieren. Mit Cashew- und Macadamiamilch wird dein Kaffee cremig und luxuriös. Die meisten Sorten sind nach Laune und Geschmack untereinander austauschbar. Die Ausnahme ist jedoch Sojamilch, die bei bestimmten Rezepten wegen ihrer Fähigkeit zu gerinnen nicht ersetzt werden sollte (zum Beispiel, wenn man Frischkäse herstellen möchte).

MAHLZEITEN PLANEN UND KOCHEN

Wenn du dich für die ersten Rezepte entschieden und alle wichtigen Zutaten besorgt hast, kann es losgehen! Am besten wartest du mit deinen Mahlzeiten nicht, bis du zu hungrig bist, sondern isst regelmäßig etwas. Wir haben dir auch viele gesunde Snacks, Aufstriche und Smoothies ins Buch gepackt, die dir vormittags oder vor dem Abendessen wertvolle Energie liefern.

Vorbereitung zahlt sich auch hier aus. Es wird dir in aller Regel bekannt sein, wie deine kommende Woche aussieht und was in deinem Terminkalender steht. Deine Mahlzeiten kannst du hier sehr gut mit einbeziehen. Sei ruhig optimistisch und plane einen Snack mehr ein, wenn es ein stressiger Tag wird. Die Erfahrung zeigt, dass Leute, die etwas mehr essen, länger durchhalten und eher Erfolg mit einer Diät haben, sowie im Allgemeinen mehr Freude an dem Prozess, gesundes Essen in ihr Leben zu holen.

Deinen Grundumsatz, also der Wert, den dein Körper für die Überlebensfunktionen wie Atmung, Körpertemperaturregelung oder Verdauung benötigt und den du täglich verbrauchen darfst, ohne zuzunehmen, kannst du im Internet ganz einfach ausrechnen, indem du Angaben zu deiner Größe, Gewicht, Alter und Lebensstil machst. Als grobe Faustregel gilt hierbei: Grundumsatz (in Kalorien) = Körpergewicht (kg) x 24 Stunden. Nun ist dein persönliches Ziel entscheidend. Möchtest du abnehmen oder dein Gewicht halten und fitter werden? Oder möchtest du Krafttraining betreiben und Muskeln aufbauen? Im letzteren Fall kannst du bei einer handwerklichen Tätigkeit etwa 1200-1800 kcal zu deinem Grundumsatz addieren, bei einer überwiegend sitzenden Tätigkeit etwa 500-700 kcal. Dieser Wert entspricht nun deinem täglichen Kalorienbedarf und du solltest diesen als Leitlinie verstehen, nach der du deine Mahlzeiten zusammenstellst. Hast du ein großes Abendessen geplant? In diesem Fall ist es ratsam, wenn du weniger Snacks am Tag isst, um nicht zu viel zu dir zu nehmen. Hast du manchmal keine Zeit um morgens richtig zu frühstücken? Dann plane ein üppiges Mittagessen ein, um genug Energie für den restlichen Tag aufzunehmen. Mach dir keine Sorgen und bleibe entspannt, wenn du einmal über oder unter dem empfohlenen Wert bist, denn was vor allem zählt, ist die Kontinuität.

Beim Kochen sollten eine Küchenwaage und ein guter Messlöffel deine neuen Freunde sein. Gerade bei Speisefetten zum Braten kann es passieren, dass unbewusst zu viel verwendet wird und du dann unnötige Kalorien zu dir nimmst. Die meisten unserer Rezepte sind für zwei Portionen ausgewiesen. Falls du für dich alleine kochst, sind die Angaben eine gute Möglichkeit, um etwas für den nächsten Tag vorzubereiten. So halbierst du die Zeit, welche du für die Erstellung in der Küche benötigst. Gerade beim Frühstück ist es sehr einfach, sich einen unnötigen Aufwand zu ersparen. Müsli und Brötchen etwa kannst du dir problemlos für die ganze Woche vorbereiten. Falls du möchtest, kannst du auch deine Hauptmahlzeiten für die nächsten Tage anrichten und anschließend in kleine Behälter geben. Diese kannst du dann einfrieren, oder du bereitest einzelne Bestandteile vor, welche dir später die Zubereitung erleichtern.

SPORT

Zu guter Letzt gibt es als Bonus für dich noch einige Fitnessübungen, mit denen du gleich loslegen kannst. Bewegung tut sowohl dem Körper als auch der Seele gut und sollte deshalb in keinem Tagesablauf fehlen. Um es ein bisschen lebhafter zu gestalten, haben wir uns eine Challenge überlegt, die du 30 Tage lang durchhalten kannst. Auch darüber hinaus ist es wichtig, Bewegung in deinen Alltag einzubauen. Vielleicht hast du nicht immer die Energie für eine Sportrunde am Abend, oder ein Muskelkater zwingt dich zur Pause. Die Treppe anstelle des Fahrstuhls zu nehmen oder mit dem Fahrrad Einkaufen zu fahren sollte jedoch nichts im Wege stehen. Diese Kleinigkeiten machen in der Summe häufig den Unterschied für dein Fitnesslevel. Überdenke also gerne einmal deine Gewohnheiten und schaue, wo du ein bisschen mehr körperliche Aktivität mit einbauen kannst. Es lohnt sich, versprochen!

Und nun wünschen wir dir viel Spaß und Freude beim Zubereiten der Speisen - und einen guten Appetit!

FRÜHSTÜCK

SELBSTGEMACHTES MÜSLI

ZUTATEN FÜR 2 PORTIONEN:

- 25 g Kokosflakes
- 25 g Haselnüsse, gehackt
- 20 g Pecannüsse, gehackt
- 20 g Cashewnüsse, gehackt
- 25 g Mandeln, gehackt
- 20 g Walnüsse, gehackt
- 15 g Chiasamen
- 30 g Erythrit
- 10 g Kokosblütensirup
- ½ TL Vanille, gemahlen
- 10 g Kokosöl
- Backpapier

Zubereitungszeit: 15 Minuten, Backzeit: 50 Minuten

NÄHRWERTE PRO PORTION:

Kalorien: 461 kcal
Kohlenhydrate: 21 g
Eiweiß: 12 g
Fett: 35 g

ZUBEREITUNG:

1. Als erstes alle Zutaten, mit Ausnahme von Kokosöl und Kokosblütensirup, in eine Schüssel geben und gut verrühren.
2. Im Anschluss Kokosöl und -blütensirup hinzugeben.
3. Nun ein Backblech mit Backpapier auslegen und die Müsli-Masse darauf verteilen.
4. Das Müsli nun für 50 Minuten bei 140°C backen, dabei sollte es gelegentlich umgerührt werden.
5. Zum Schluss das Müsli kaltwerden lassen. Dabei ebenfalls gelegentlich umrühren, damit nichts zusammenklebt.

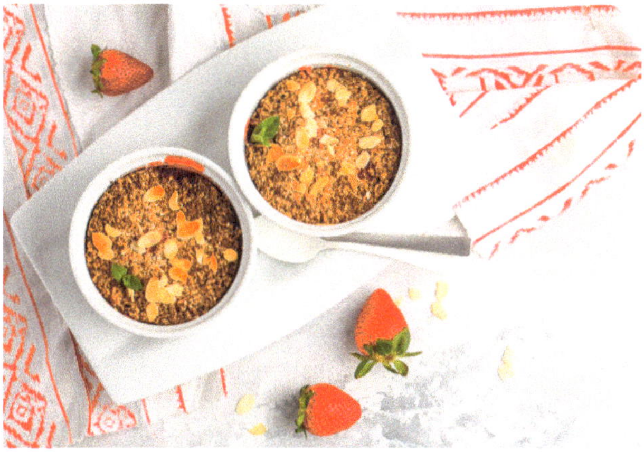

TOMATEN-KÄSE-OMELETT

ZUTATEN FÜR 2 PORTIONEN:

- 2 kleine Tomaten
- 60 g Gouda
- 1 Bund Schnittlauch
- 4 Eier
- 1 EL Olivenöl
- Salz und Pfeffer

Zubereitungszeit: 20 Minuten

NÄHRWERTE PRO PORTION:

Kalorien: 326 kcal
Kohlenhydrate: 3 g
Eiweiß: 18 g
Fett: 26 g

ZUBEREITUNG:

1. Die Tomaten waschen und in Scheiben schneiden. Anschließend den Schnittlauch hacken und den Käse grob raspeln.
2. Nun die Eier in eine Schüssel schlagen und 2/3 des Schnittlauchs hinzugeben. Alles gut verquirlen und mit Salz und Pfeffer würzen.
3. Das Öl in eine Pfanne geben und erhitzen. Eine Portion der Ei-Masse hineingeben und stocken lassen. Mit Tomaten und Käse belegen und bei geschlossenem Deckel für 2-3 Minuten garen lassen.
4. Vor dem Servieren das Omelett zusammenklappen und auf einem Teller anrichten.

OMELETT MIT HÄHNCHEN

ZUTATEN FÜR 2 PORTIONEN:

- 200 g Hähnchenbrust
- 2 Tomaten
- 8 Eier
- 100 g Mozzarella
- 4 TL Olivenöl
- 10 g Pinienkerne
- Salz und Pfeffer

Zubereitungszeit: 20 Minuten

NÄHRWERTE PRO PORTION:

Kalorien: 727 kcal
Kohlenhydrate: 6 g
Eiweiß: 56 g
Fett: 53 g

ZUBEREITUNG:

1. Die Hähnchenbrust in kleine Stücke schneiden.
2. Zusammen mit den Pinienkernen in der Hälfte des Öls in einer Pfanne anbraten und mit Salz und Pfeffer würzen.
3. Die Tomaten in kleine Stücke schneiden und mit den Eiern gemeinsam in einem Behälter verrühren.
4. Nun das restliche Öl in der Pfanne erhitzen und die Eimasse hinzugeben. Wenn die Masse unten leicht goldbraun wird, das Omelett wenden und die obere Hälfte mit Hähnchenbrust und Mozzarella belegen.
5. Wenn die andere Seite ebenfalls goldbraun ist, das fertige Omelett auf Tellern anrichten, mit den Pinienkernen bestreuen und zusammenklappen.

RÜHREI MIT LACHS

ZUTATEN FÜR 2 PORTIONEN:

- 12 Eier
- 2 Scheiben Räucherlachs
- 8 EL Milch
- 20 g Butter
- Etwas Petersilie
- Salz und Pfeffer

Zubereitungszeit: 10 Minuten

NÄHRWERTE PRO PORTION:

Kalorien: 605 kcal
Kohlenhydrate: 6 g
Eiweiß: 38 g
Fett: 47 g

ZUBEREITUNG:

1. Die Eier leicht mit der Milch verquirlen, etwas durchmischen und mit Salz und Pfeffer würzen.
2. Die Butter in einer Pfanne erhitzen, die Eier dazugeben und leicht stocken lassen.
3. Anschließend den Lachs in grobe Stücke zupfen und auf den Eiern verteilen.
4. Mit der Petersilie garniert servieren.

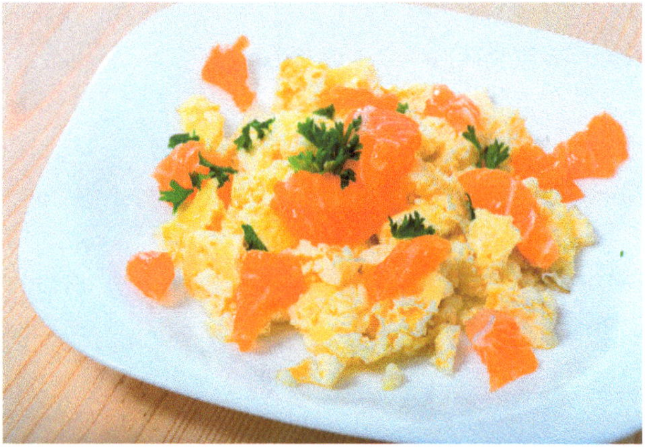

VANILLE-PANCAKES

ZUTATEN FÜR 2 PORTIONEN:

- 60 g Whey Protein Pulver, Vanille
- 100 g Magerquark
- 4 Eier
- 2 EL Kokosöl
- 100 g Beeren nach Wahl

Zubereitungszeit: 15 Minuten

NÄHRWERTE PRO PORTION:

Kalorien: 306 kcal
Kohlenhydrate: 9 g
Eiweiß: 40 g
Fett: 12 g

ZUBEREITUNG:

1. Zunächst alle Zutaten in einem Mixer verquirlen, bis eine homogene Masse entsteht.
2. Anschließend etwas Öl in einer Pfanne erhitzen, den Teig hineingeben und goldgelb ausbacken.
3. Auf einem Teller anrichten und genießen.

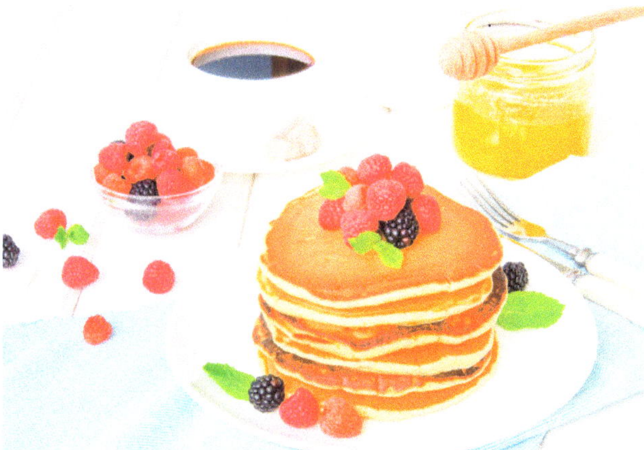

PANCAKES MIT BANANEN

ZUTATEN FÜR 2 PORTIONEN:

- 1 Banane
- 1 Eigelb
- 25 g Vanille-Proteinpulver
- 1 EL Magerquark
- 1 EL Heidelbeeren
- 1 TL Öl
- 1 Prise Zimt

Zubereitungszeit: 15 Minuten

NÄHRWERTE PRO PORTION:

Kalorien: 163 kcal
Kohlenhydrate: 14 g
Eiweiß: 15 g
Fett: 5 g

ZUBEREITUNG:

1. Zunächst die Banane schälen und mit einer Gabel zerdrücken.
2. Anschließend in einer Schüssel alle Zutaten zu einem cremigen Teig verquirlen.
3. Nun in einer Pfanne das Öl erhitzen und den Teig portionsweise von beiden Seiten goldgelb ausbacken.
4. Die fertigen Pancakes mit den Heidelbeeren bestreuen und servieren.

LOW CARB TOASTBROT

ZUTATEN FÜR 2 PORTIONEN:

- 80 g Mandelbutter
- 3 Eier
- 30 ml Kokosöl
- 1 TL reiner Honig
- ½TL Apfelessig
- 12 g Leinsamen, gemahlen
- 1 ½ EL Kokosmehl
- ½ TL Backsoda
- 1 Prise Meersalz
- Backpapier

Zubereitungszeit: 20 Minuten, Backzeit: 30-35 Minuten

NÄHRWERTE PRO PORTION:

Kalorien: 220 kcal
Kohlenhydrate: 3 g
Eiweiß: 3 g
Fett: 19 g

ZUBEREITUNG:

1. Die Mandelbutter zusammen mit den Eiern, Kokosöl, Honig und Apfelessig in eine Schüssel geben und mit den Knethaken des Handrührgeräts zu einem homogenen Teig verkneten.
2. In eine weitere Schüssel Leinsamen, Kokosmehl, Backsoda und Salz geben und alles vermengen.
3. Das Mehlgemisch zur Butter-Ei-Masse geben und vermischen. Es sollte ein homogener Teig entstehen.
4. Nun eine Kastenform mit Backpapier auslegen und den Teig hineinfüllen. Das Brot für 30-35 Minuten bei 175°C backen. Ob das Brot fertig ist, lässt sich sehr gut mit der Zahnstocherprobe herausfinden.

VOLLKORNTOAST MIT AVOCADO

ZUTATEN FÜR 2 PORTIONEN:

- 2 Scheiben Vollkorntoast
- 1 Avocado
- 2 Eier
- Etwas Sesam
- Salz und Pfeffer

Zubereitungszeit: 15 Minuten

NÄHRWERTE PRO PORTION:

Kalorien: 338 kcal
Kohlenhydrate: 11 g
Eiweiß: 9 g
Fett: 23 g

ZUBEREITUNG:

1. Die Avocado halbieren und den Kern entnehmen.
2. Das Fruchtfleisch mit einer Gabel in einer Schüssel zerdrücken und Salz und Pfeffer hinzugeben.
3. Zwei Vollkorntoast toasten und zwei Spiegeleier anbraten.
4. Die Avocadocreme auf den Toast geben und anschließend das Ei darauflegen.
5. Mit Sesam garnieren, fertig!

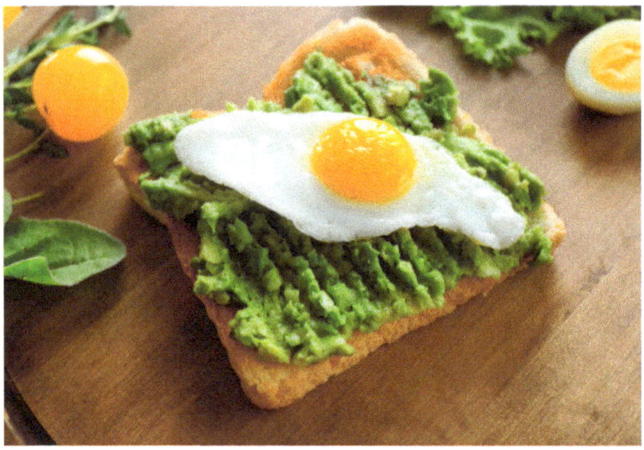

DINKELFLOH

ZUTATEN FÜR 5 BRÖTCHEN:

- 100 g Skyr
- 50 ml Wasser, lauwarm
- 45 g Dinkelmehl
- 20 g Flohsamenschalen
- 2 Eier
- ½ TL Backpulver
- 1 Prise Salz

Zubereitungszeit: 20 Minuten, Backzeit: 30 Minuten

NÄHRWERTE PRO PORTION:

Kalorien: 85 kcal
Kohlenhydrate: 8 g
Eiweiß: 5 g
Fett: 3 g

ZUBEREITUNG:

1. Den Backofen auf 170° C vorheizen und ein Backblech mit Backpapier auslegen.
2. Alle Zutaten, bis auf die Flohsamenschalen, in eine Schüssel geben und verkneten.
3. Anschließend die Flohsamenschalen untermischen und den Teig für 10 Minuten quellen lassen.
4. Mit Hilfe von 2 Esslöffeln 5 Teiglinge auf das Backblech legen und diese für 30 Minuten backen.

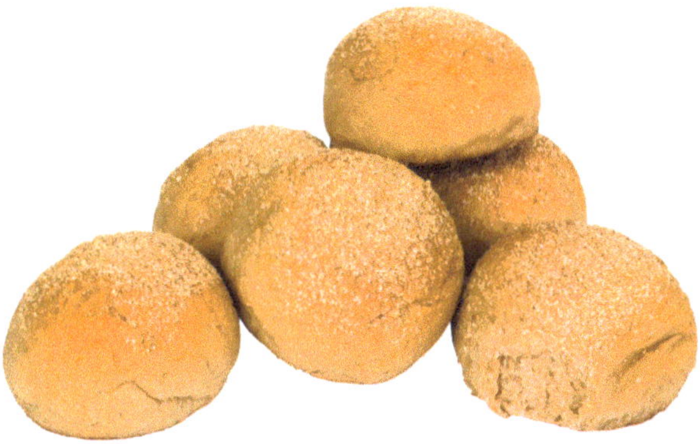

KARTOFFELBRÖTCHEN

ZUTATEN FÜR 5 BRÖTCHEN:

- 200 g Skyr
- 50 g Haferkleie
- 35 g Flohsamenschalen
- 25 g Kartoffelfasern
- 40 g Eiweißpulver
- 100 g Wasser
- 2 Eier
- 4 g Backpulver
- 3 g Salz

Zubereitungszeit: 20 Minuten, Backzeit: 40 Minuten

NÄHRWERTE PRO PORTION:

Kalorien: 154 kcal
Kohlenhydrate: 9 g
Eiweiß: 16 g
Fett: 4 g

ZUBEREITUNG:

1. Den Backofen auf 175° C vorheizen und ein Backblech mit Backpapier auslegen.
2. Alle Zutaten zusammen in eine Schüssel geben und verkneten.
3. Aus dem Teig 5 Brötchen formen und diese auf das Backblech legen.
4. Die Brötchen für 40 Minuten backen.
5. Gerne können die Brötchen vor dem Backen z.B. mit Körnern belegt werden.

PROTEIN-PORRIDGE

ZUTATEN FÜR 2 PORTIONEN:

- 200 ml Reismilch oder Mandelmilch
- 70 g Haferflocken
- 2 EL Eiweißpulver mit Vanille-Geschmack
- 1 EL Chiasamen
- 1 EL Xylit
- Früchte nach Wahl

Zubereitungszeit: 5 Minuten

NÄHRWERTE PRO PORTION:

Kalorien: 264 kcal
Kohlenhydrate: 35 g
Eiweiß: 13 g
Fett: 6 g

ZUBEREITUNG:

1. Die Haferflocken zusammen mit der Milch, dem Eiweißpulver, Xylit und den Chiasamen in einen Topf geben.
2. Auf mittlerer Stufe etwa 3-5 Minuten köcheln lassen, dabei gelegentlich umrühren.
3. Mit den Früchten garnieren und genießen.

OVERNIGHT OATS

ZUTATEN FÜR 2 PORTIONEN:

- 5 EL Skyr
- 2 EL Haferflocken
- 2 TL Amaranth, gepufft
- 1 TL Leinsamen
- Kokosmilch, nach Bedarf
- Nach Belieben Beeren, Mandeln, Kokosflocken, Feigen
- Etwas Agavendicksaft

Zubereitungszeit: 5 Minuten, Ruhezeit: über Nacht

NÄHRWERTE PRO PORTION:

Kalorien: 258 kcal
Kohlenhydrate: 13 g
Eiweiß: 10 g
Fett: 16 g

ZUBEREITUNG:

1. Den Skyr in eine Schüssel geben und mit Kokosmilch verrühren.
2. Die Haferflocken unterrühren und mit Agavendicksaft süßen.
3. Nun Amaranth, Leinsamen sowie die übrigen Zutaten hinzugeben und untermengen.
4. Alles in zwei Schälchen geben und mit Deckeln verschließen.
5. Über Nacht in den Kühlschrank stellen und am nächsten Morgen genießen.

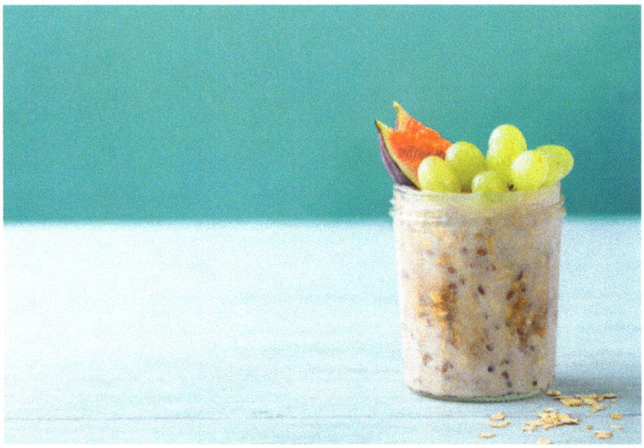

JOGHURT MIT FRISCHEN BEEREN

ZUTATEN FÜR 2 PORTIONEN:

- 200 g Joghurt, fettarm, 1,5%
- 1 EL gehackte Pistazien
- 100 g Beeren nach Wahl

Zubereitungszeit: 5 Minuten

NÄHRWERTE PRO PORTION:

Kalorien: 112 kcal
Kohlenhydrate: 11 g
Eiweiß: 6 g
Fett: 4 g

ZUBEREITUNG:

1. In einer Schüssel den Joghurt mit den Pistazien vermengen.
2. Die Beeren waschen und zusammen mit dem Joghurt in zwei kleine Schüsseln verteilen.
3. Geschmackvoll anrichten und genießen.

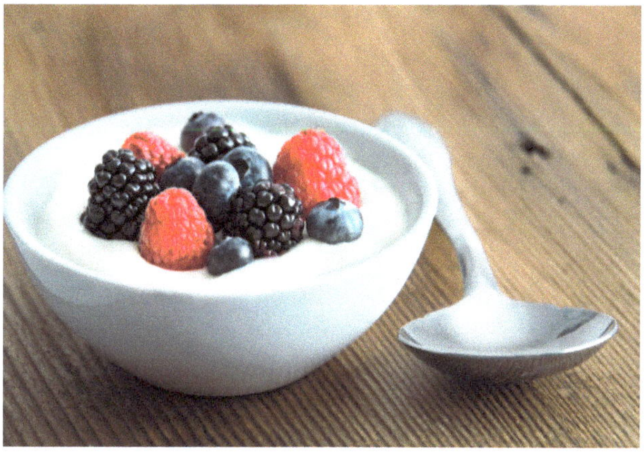

MAGERQUARK MIT PFIRSICH

ZUTATEN FÜR 2 PORTIONEN:

- 2 Pfirsiche
- 200 g Magerquark
- 2 EL gehackte Pistazien
- 4 TL Honig

Zubereitungszeit: 5 Minuten

NÄHRWERTE PRO PORTION:

Kalorien: 241 kcal
Kohlenhydrate: 32 g
Eiweiß: 15 g
Fett: 5 g

ZUBEREITUNG:

1. Die Pfirsiche entkernen und in kleine Würfel schneiden.
2. In einer Schüssel den Magerquark und Honig gut vermengen.
3. Die Pfirsich-Stücke und die gehackten Pistazien in den Magerquark einrühren und mit etwas Pfirsich garnieren.

FITNESS-WRAPS MIT HÄHNCHEN

ZUTATEN FÜR 2 PORTIONEN:

- 2 Hähnchenfilets
- 2 Wraps
- 2 EL Öl
- 2 EL Joghurtdressing
- 2 Tomaten
- ½ Gurke
- 2 Blätter Eisbergsalat

Zubereitungszeit: 20 Minuten

NÄHRWERTE PRO PORTION:

Kalorien: 455 kcal
Kohlenhydrate: 39 g
Eiweiß: 33 g
Fett: 17 g

ZUBEREITUNG:

1. Die Hähnchenfilets in Streifen schneiden.
2. Nun etwas Öl in einer Pfanne erhitzen und die Hähnchenfilets von allen Seiten anbraten.
3. Den Salat waschen, die Tomaten und die Gurke waschen und in Streifen schneiden.
4. Die Wraps im Ofen erwärmen, anschließend herausnehmen, mit je einem Salatblatt belegen und die Hähnchenfilets, Tomaten sowie Gurke darauf verteilen.
5. Das Joghurtdressing darüber geben und genießen.

SCHINKEN-EIER-MUFFINS

ZUTATEN FÜR 2 PORTIONEN:

- 2 Eier
- 1 EL Kochsahne, fettarm, 7%
- 25 g Parmaschinken
- 1 TL Olivenöl
- Salz und Pfeffer

Zubereitungszeit: 15 Minuten, Backzeit: 20 Minuten

NÄHRWERTE PRO PORTION:

Kalorien: 134 kcal
Kohlenhydrate: 1 g
Eiweiß: 9 g
Fett: 11 g

ZUBEREITUNG:

1. Den Backofen auf 175°C vorheizen.
2. Die Eier zusammen mit der Sahne verquirlen und mit Salz und Pfeffer würzen.
3. Den Schinken in kleine Würfel schneiden.
4. Die Muffinförmchen mit Öl auspinseln und die Ei-Sahne-Mischung zusammen mit dem Schinken in die Förmchen geben.
5. Nun in den vorgeheizten Backofen geben und bei 175°C ca. 20 Minuten backen.
6. Anschließend herausnehmen und genießen.

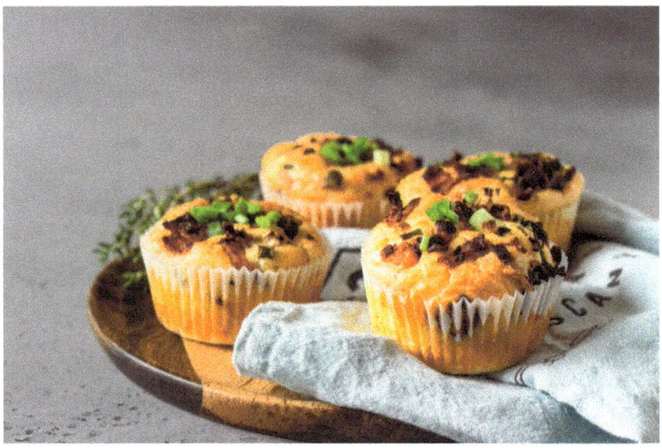

FRÜHSTÜCKS-HÜTTENKÄSE

ZUTATEN FÜR 2 PORTIONEN:

- 400 g Hüttenkäse
- 1 rote Paprika
- ½ Gurke
- 1 Ei
- 1 EL Frühlingszwiebel
- Salz und Pfeffer

Zubereitungszeit: 10 Minuten

NÄHRWERTE PRO PORTION:

Kalorien: 284 kcal
Kohlenhydrate: 12 g
Eiweiß: 29 g
Fett: 12 g

ZUBEREITUNG:

1. Das Ei hart kochen und in kleine Stücke schneiden. Die Paprika waschen, entkernen und fein würfeln.
2. Anschließend die Gurke schälen, ebenfalls fein würfeln und die Frühlingszwiebel klein hacken.
3. Die zerkleinerten Zutaten mit dem Hüttenkäse gut vermengen und mit Salz und Pfeffer abschmecken.

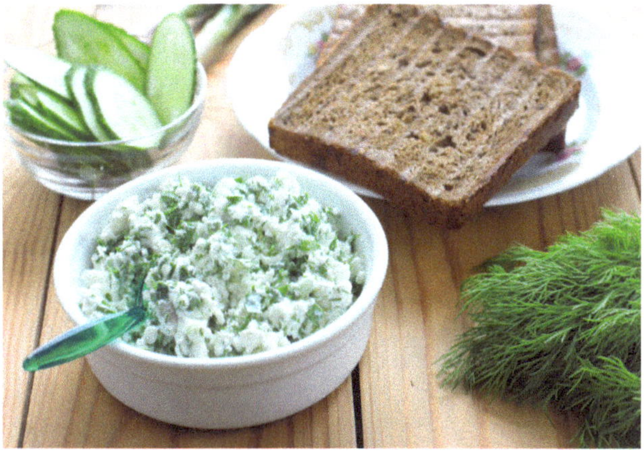

SALATE

CHAMPIGNONSALAT MIT FETA

ZUTATEN FÜR 2 PORTIONEN:

- 100 g Feldsalat
- 300 g Champignons
- 100 g Feta
- 3 EL Salatkornmix
- 3 EL Olivenöl
- Salz und Pfeffer

Zubereitungszeit: 10 Minuten

NÄHRWERTE PRO PORTION:

Kalorien: 405 kcal
Kohlenhydrate: 7 g
Eiweiß: 16 g
Fett: 34 g

ZUBEREITUNG:

1. Als erstes den Salat waschen und zupfen. Die Champignons putzen und in Scheiben schneiden. Den Feta in Würfel schneiden.
2. Etwas Öl in einer Pfanne erhitzen und die Champignons darin kurz anbraten.
3. Zum Schluss den Salat mit den Pilzen, dem Feta und dem Salatkornmix in eine Schüssel geben, Olivenöl untermischen und mit Salz und Pfeffer abschmecken.

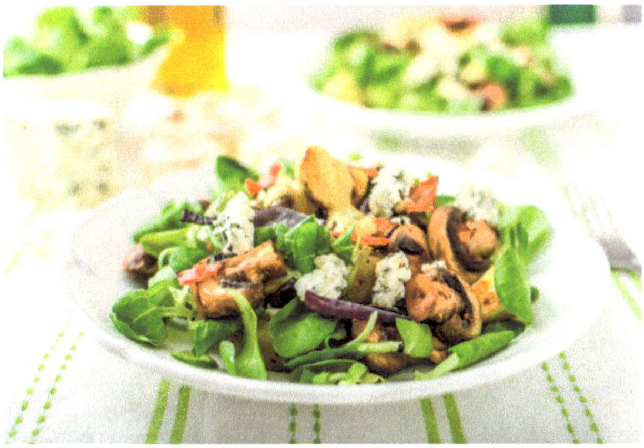

BLUMENKOHLSALAT MIT HÄHNCHENBRUSTFILET

ZUTATEN FÜR 2 PORTIONEN:

- ¼ Blumenkohl
- 15 g rote Zwiebeln
- 20 g Sellerie
- 30 g Mayonnaise
- 5 ml Essig
- 2 Hähnchenbrustfilets
- 2 EL Olivenöl
- 2 EL Weißwein, trocken
- 2 EL Creme fraiche
- 2 EL Senf
- Salz und Pfeffer

Zubereitungszeit: 30 Minuten, Ruhezeit: 1 Stunde

NÄHRWERTE PRO PORTION:

Kalorien: 619 kcal
Kohlenhydrate: 6 g
Eiweiß: 56 g
Fett: 40 g

ZUBEREITUNG:

1. Zunächst den Blumenkohl in kleine Röschen schneiden und diese in einen Topf mit reichlich Salzwasser geben. Für 7 Minuten kochen und anschließend weitere 5 Minuten durchziehen lassen.
2. Währenddessen die Zwiebel schälen und fein hacken, den Sellerie ebenfalls schälen und in feine Stücke schneiden.
3. Nun den Blumenkohl abgießen und Sellerie und Zwiebeln hinzugeben.
4. Anschließend die Mayonnaise, Essig, Salz und Pfeffer in ein hohes Rührgefäß geben und zu einem Dressing vermengen.
5. Das Dressing zum Blumenkohl geben und gut vermischen. Den Salat zur Seite stellen und eine Stunde durchziehen lassen.
6. Währenddessen die Filets waschen und mit Salz und Pfeffer würzen.
7. Öl in eine Pfanne geben und die Hähnchenbrust darin anbraten. Anschließend zur Seite stellen und warmhalten.
8. Nun den Weißwein in die Pfanne geben und Senf und Creme fraiche einrühren. Für eine Minute aufkochen lassen und die Sauce zusammen mit dem Hähnchenbrustfilet und dem Salat servieren.

BUNTER SALAT MIT ROASTBEEF

ZUTATEN FÜR 2 PORTIONEN:

- 160 g frischer Salat
- 40 g rote Zwiebeln
- ¼ grüne Paprika
- 4 Cocktailtomaten
- 40 ml natives Olivenöl
- ½ TL Knoblauch, fein gehackt
- 1 ½ EL Balsamico Essig
- ½ TL Dijon-Senf
- 30 g Gorgonzola
- 115 g Roastbeef-Aufschnitt
- 1 EL Kapern

Zubereitungszeit: 10 Minuten

NÄHRWERTE PRO PORTION:

Kalorien: 340 kcal
Kohlenhydrate: 7 g
Eiweiß: 18 g
Fett: 26 g

ZUBEREITUNG:

1. Zunächst den Salat waschen und in mundgerechte Stücke teilen. Die Paprika waschen und in Streifen schneiden. Die Tomaten waschen und halbieren. Die Zwiebeln schälen und fein hacken. Alles zusammen in eine Salatschüssel geben.
2. Anschließend Olivenöl zusammen mit dem Knoblauch vermischen und über den Salat gießen.
3. Nun Senf und Essig miteinander vermengen. Den Gorgonzola über den Salat streuen und den Roastbeef-Aufschnitt zum Salat geben.
4. Das Senfdressing über den Salat gießen und alles miteinander vermengen.
5. Zum Schluss mit den Kapern garnieren und den Salat servieren.

SOMMERSALAT MIT ARTISCHOCKEN, OLIVEN UND MOZZARELLA

ZUTATEN FÜR 2 PORTIONEN:

- 120 g Artischockenherzen aus dem Glas
- 30 g Oliven, geschnitten
- 2 Büffelmozzarella
- ¼ rote Zwiebel
- 100 g Kirschtomaten
- 250 g Feldsalat
- 1 TL Zitronensaft
- 2 EL Olivenöl
- Salz und Pfeffer

Zubereitungszeit: 30 Minuten, Ruhezeit: 1 Stunde

NÄHRWERTE PRO PORTION:

Kalorien: 543 kcal
Kohlenhydrate: 5 g
Eiweiß: 28 g
Fett: 44 g

ZUBEREITUNG:

1. Die Artischocken auf einem Sieb abtropfen lassen.
2. Nun die Tomaten waschen und halbieren. Den Feldsalat waschen. Die Zwiebel schälen und in Ringe schneiden. Den Mozzarella in Stücke reißen.
3. Anschließend Zitronensaft und Olivenöl in ein hohes Gefäß füllen und gut vermischen.
4. Alle Zutaten in eine Schüssel geben, mit dem Dressing vermengen, mit Salz und Pfeffer würzen, anrichten und servieren.

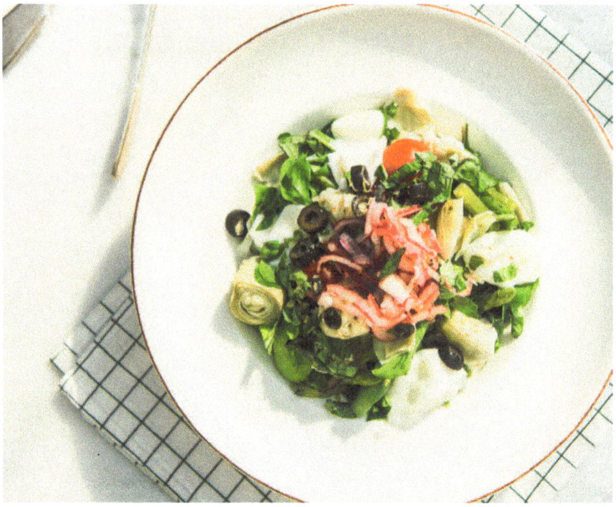

OBSTSALAT MIT KEFIR

ZUTATEN FÜR 2 PORTIONEN:

- 2 Kiwis
- 2 Bananen
- 2 Orangen
- 8 Erdbeeren
- 100 g Trauben
- 2 EL Leinsamen
- 100 ml Kefir, fettarm
- Etwas Zitronensaft

Zubereitungszeit: 5 Minuten

NÄHRWERTE PRO PORTION:

Kalorien: 338 kcal
Kohlenhydrate: 58 g
Eiweiß: 8 g
Fett: 5 g

ZUBEREITUNG:

1. Die Bananen schälen, in Scheiben schneiden und mit etwas Zitronensaft vermengen, damit sie nicht anlaufen.
2. Nun die Kiwis schälen und klein schneiden. Die Orangen häuten und in Stücke schneiden. Die Erdbeeren vorsichtig waschen, das Grün entfernen und halbieren. Die Trauben waschen. Zusammen mit den Bananenscheiben in eine Schüssel geben und mit dem Kefir vermengen.
3. Den Obstsalat zum Schluss mit den Leinsamen garnieren und genießen.

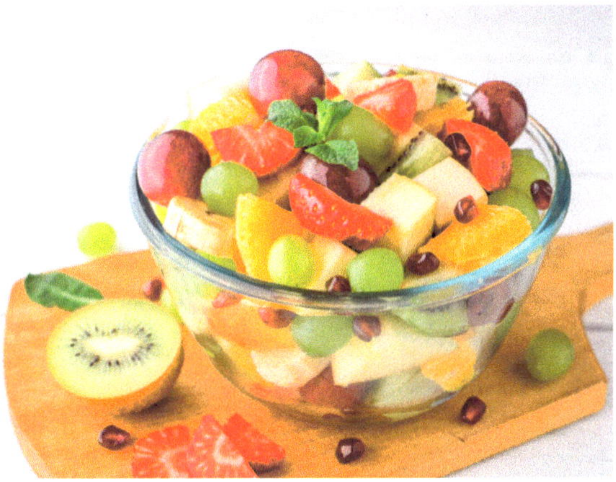

AVOCADO-RADIESCHEN-SALAT

ZUTATEN FÜR 2 PORTIONEN:

- 1 Becher Hüttenkäse
- 1 Avocado
- 1 Bund Radieschen
- 1 Gurke
- 100 g Salat nach Wahl
- Salz und Pfeffer

Zubereitungszeit: 10 Minuten

NÄHRWERTE PRO PORTION:

Kalorien: 361 kcal
Kohlenhydrate: 20 g
Eiweiß: 17 g
Fett: 29 g

ZUBEREITUNG:

1. Zunächst die Avocado halbieren, den Stein entfernen und das Fruchtfleisch mit einem Löffel aus der Schäle lösen.
2. Anschließend die Radieschen waschen und in Scheiben schneiden. Die Gurke waschen und in Streifen schneiden. Den Salat waschen und trockenschleudern.
3. Das Gemüse mit dem Hüttenkäse vermengen und mit Salz und Pfeffer abschmecken, bevor es auf Tellern angerichtet und serviert wird.

APFELSALAT MIT AVOCADO UND NÜSSEN

ZUTATEN FÜR 2 PORTIONEN:

- 1 Apfel, rot
- 1 Avocado
- 1 Gurke
- 1 EL Rosinen
- 1 EL Nüsse, gehackt
- 1 Stange Sellerie
- 1 TL Petersilie
- Salz und Pfeffer

Zubereitungszeit: 10 Minuten

NÄHRWERTE PRO PORTION:

Kalorien: 352 kcal
Kohlenhydrate: 31 g
Eiweiß: 6 g
Fett: 20 g

ZUBEREITUNG:

1. Zunächst den Apfel waschen, entkernen und in Scheiben schneiden. Den Sellerie stückeln. Die Gurke waschen und in Scheiben schneiden. Die Avocado schälen, den Kern entfernen, das Fruchtfleisch aus der Schale lösen und in Würfel schneiden.
2. Anschließend die Apfel- und Gurkenscheiben sowie die Avocado-Würfel mit Rosinen, Nüssen und Sellerie in eine Schüssel geben.
3. Das Avocado-Fruchtfleisch zum Salat hinzufügen und mit Salz, Pfeffer und Petersilie abschmecken.

ERDBEERSALAT MIT SPINAT UND PARMESAN

ZUTATEN FÜR 2 PORTIONEN:

- 200 g Spinat
- 150 g Erdbeeren
- 70 g Parmesan
- 100 g Walnüsse
- 3 EL Öl
- 1 ½ EL Apfelessig
- Salz und Pfeffer

Zubereitungszeit: 10 Minuten

NÄHRWERTE PRO PORTION:

Kalorien: 713 kcal
Kohlenhydrate: 16 g
Eiweiß: 14 g
Fett: 58 g

ZUBEREITUNG:

1. Den Spinat zuerst waschen und abtropfen lassen. Die Erdbeeren waschen, das Grün entfernen und halbieren.
2. Die Hälfte der Erdbeeren mit Öl und Essig pürieren und mit Salz und Pfeffer abschmecken.
3. Den Spinat auf zwei Teller geben, 1 EL der Erdbeersoße darüber geben, den Parmesan mit den Fingern darüber zerteilen und mit den restlichen Erdbeeren sowie den Nüssen garnieren.

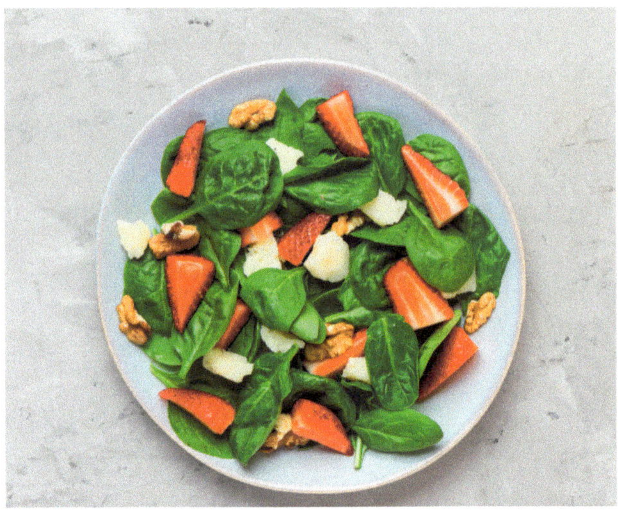

ORANGEN-TOMATEN-SALAT

ZUTATEN FÜR 2 PORTIONEN:

- 8 Tomaten
- 1 Orange
- 150 g grüner Salat
- 2 EL Mandeln, gehobelt
- 1 ½ EL Olivenöl
- 1 EL weißer Balsamessig
- 1 TLNussöl
- Salz und Pfeffer

Zubereitungszeit: 10 Minuten

NÄHRWERTE PRO PORTION:

Kalorien: 270 kcal
Kohlenhydrate: 18 g
Eiweiß: 7 g
Fett: 18 g

ZUBEREITUNG:

1. Zunächst die Tomaten waschen und halbieren. Den Salat waschen und zupfen.
2. Die Orange schälen, die Filets auslösen und den Saft auffangen.
3. Anschließend den Essig mit dem Oliven- und Nussöl sowie dem Saft der Orange vermischen und mit Salz und Pfeffer würzen.
4. Den Salat in eine Schüssel geben, mit dem Dressing vermengen und mit den Mandeln garniert servieren.

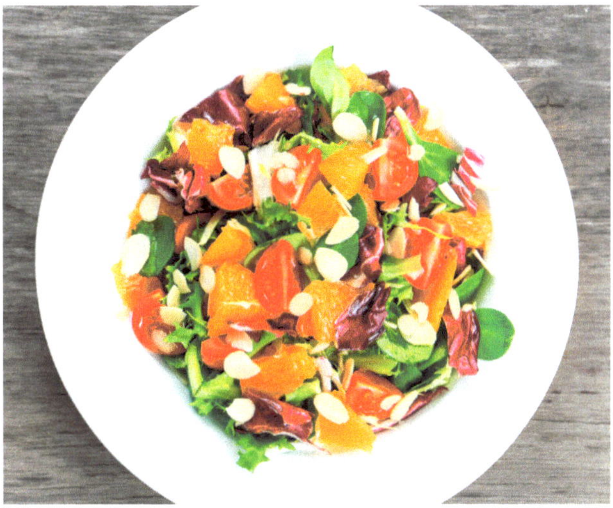

GURKENSALAT

ZUTATEN FÜR 2 PORTIONEN:

- 1 Salatgurke
- ½ Becher Sauerrahm
- 1 TL Öl
- 2 EL Balsamico
- ½ Zwiebel
- 1 Knoblauchzehen
- ½ Bund Dill
- Salz

Zubereitungszeit: 30 Minuten

NÄHRWERTE PRO PORTION:

Kalorien: 123 kcal
Kohlenhydrate: 12 g
Eiweiß: 3 g
Fett: 7 g

ZUBEREITUNG:

1. Als erstes die Gurke gut waschen und in dünne Scheiben schneiden.
2. Danach mit Salz bestreuen und 20 Minuten entwässern lassen.
3. Währenddessen die Zwiebel schälen und in Ringe schneiden, den Knoblauch schälen und fein hacken.
4. Den Dill putzen und ebenfalls fein hacken.
5. Sauerrahm, Balsamico und Öl in eine Schüssel geben und zusammen mit Zwiebel, Knoblauch und Dill verrühren.
6. Die Gurkenscheiben gut ausdrücken und zum Sauerrahmdressing geben. Gut verrühren und anschließend etwas ziehen lassen.

NUDELSALAT MIT TZATZIKI

ZUTATEN FÜR 2 PORTIONEN:

- 125 g Nudeln
- ½ Salatgurke
- 50 g Joghurt (fettarm), 1,8 %
- 2 Knoblauchzehen
- 100 g Skyr
- Salz und Pfeffer

Zubereitungszeit: 20 Minuten

NÄHRWERTE PRO PORTION:

Kalorien: 250 kcal
Kohlenhydrate: 42 g
Eiweiß: 15 g
Fett: 3 g

ZUBEREITUNG:

1. Die Nudeln nach Packungsanweisung zubereiten. Anschließend abkühlen lassen.
2. Währenddessen die Gurke waschen und halbieren. Eine Hälfte der Gurke schälen und raspeln. In ein Sieb geben und über der Spüle abtropfen lassen.
3. Den Skyr zusammen mit dem Joghurt vermischen. Den Knoblauch schälen und fein hacken. Zum Skyr geben und untermengen. Mit Salz abschmecken.
4. Die zweite Gurkenhälfte würfeln und zu den Nudeln geben. Mit dem fertigen Tzatziki vermengen und servieren.

CARPACCIO VOM **RIND**

ZUTATEN FÜR 2 PORTIONEN:

- 200 g Rinderfilet
- 1 Bund Rucola
- 80 g Parmesan
- 2 EL Olivenöl
- 2 EL Balsamico
- Salz und Pfeffer

Zubereitungszeit: 20 Minuten

NÄHRWERTE PRO PORTION:

Kalorien: 451 kcal
Kohlenhydrate: 9 g
Eiweiß: 25 g
Fett: 29 g

ZUBEREITUNG:

1. Das Rinderfilet in einer Frischhaltefolie für mindestens 60 Minuten in das Kühlfach legen.
2. In der Zwischenzeit den Rucola vorsichtig waschen und trockenschleudern.
3. Anschließend das Rinderfilet mit einer Brotschneidemaschine in sehr dünne Scheiben schneiden und auf den Tellern anrichten.
4. Den Rucola auf das Carpaccio geben und mit dem Öl sowie Balsamico beträufeln und mit Salz und Pfeffer würzen.
5. Abschließend den Parmesan darüber verteilen und servieren.

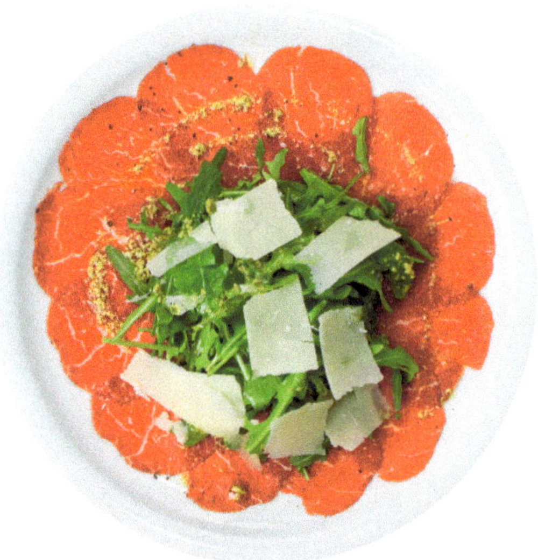

GRIECHISCHER SALAT MIT GARNELEN UND FETA

ZUTATEN FÜR 2 PORTIONEN:

- 100 g Eisbergsalat
- 200 g Garnelen, verzehrfertig
- 60 g Feta-Käse
- 100 g Cocktailtomaten
- ½ Gurke
- 50 g Oliven
- 2 EL Olivenöl
- 1 EL Zitronensaft
- Salz und Pfeffer

Zubereitungszeit: 10 Minuten

NÄHRWERTE PRO PORTION:

Kalorien: 419 kcal
Kohlenhydrate: 7 g
Eiweiß: 28 g
Fett: 31 g

ZUBEREITUNG:

1. Zuerst den Salat putzen, die Tomaten waschen und vierteln, die Gurke waschen und in Scheiben schneiden.
2. Den Feta-Käse würfeln.
3. Alles zusammen mit den Garnelen und Oliven in eine Schüssel geben, mit dem Olivenöl und Zitronensaft vermischen, mit Salz und Pfeffer würzen und auf Tellern angerichtet genießen.

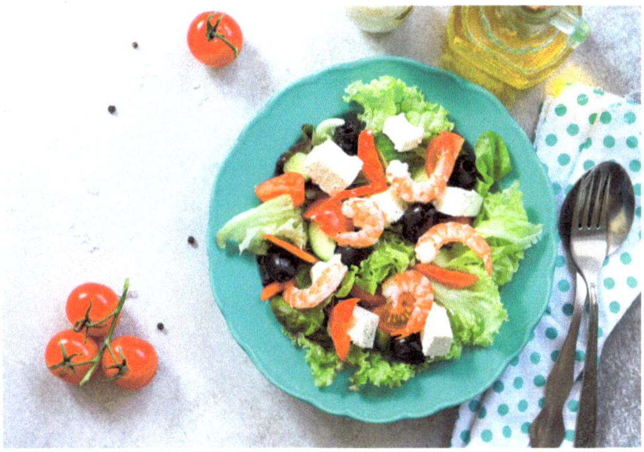

SCHINKEN-MOZZARELLA-SALAT

ZUTATEN FÜR 2 PORTIONEN:

- 25 g Parmaschinken
- 15 g Mozzarella
- 15 g Rucola
- ½ Feige
- 1 TL Olivenöl
- 1 TL Balsamico
- Etwas Basilikum
- Salz und Pfeffer

Zubereitungszeit: 15 Minuten

NÄHRWERTE PRO PORTION:

Kalorien: 70 kcal
Kohlenhydrate: 3 g
Eiweiß: 5 g
Fett: 4 g

ZUBEREITUNG:

1. Als erstes den Rucola gut waschen und trockenschleudern. Den Mozzarella trocknen und in Stücke schneiden. Die Feige ebenfalls stückeln. Das Basilikum putzen und fein hacken.
2. Anschließend das Basilikum zusammen mit dem Balsamico, Olivenöl, Salz und Pfeffer vermengen, so dass ein Dressing daraus entsteht.
3. Alle Zutaten in einer Schüssel anrichten, mit dem Dressing beträufeln und servieren.

SUPPEN

AVOCADO-SUPPE MIT GARNELEN

ZUTATEN FÜR 2 PORTIONEN:

- 2 Avocados
- 1 ½ EL Butter
- 1 EL Mehl
- 500 ml Gemüsebrühe
- 125 ml Schlagsahne
- 1 EL Creme fraiche
- ¼ Zitrone
- 10 Garnelen
- Etwas Öl

Zubereitungszeit: 15 Minuten, Kochzeit: 20 Minuten

NÄHRWERTE PRO PORTION:

Kalorien: 751 kcal
Kohlenhydrate: 26 g
Eiweiß: 12 g
Fett: 64 g

ZUBEREITUNG:

1. Als erstes die Avocados halbieren, die Steine entfernen und das Fruchtfleisch mit einem Löffel aus der Schale herauslösen.
2. Anschließend die Butter in einem Topf erhitzen. Das Mehl unter ständigem Rühren anschwitzen. Sobald es goldgelb ist, mit der Gemüsebrühe ablöschen.
3. Das Avocadofruchtfleisch in den Topf geben und für 20 Minuten bei niedriger Wärmezufuhr köcheln lassen.
4. Die Suppe fein pürieren.
5. Anschließend ein Schuss Öl in einer Pfanne erhitzen und die Garnelen darin anbraten.
6. Die Zitrone auspressen und den Saft zusammen mit der Sahne und Creme fraiche in einer Schüssel vermischen. Die Zitronen-Sahne-Mischung in die Suppe geben und kurz aufkochen lassen.
7. Die Suppe in Tellern anrichten und mit den Garnelen belegt servieren.

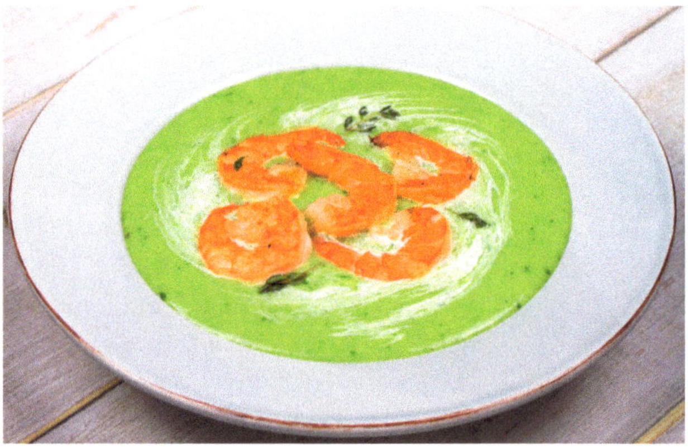

KÜRBISSUPPE

ZUTATEN FÜR 2 PORTIONEN:

- 1 Butternutkürbis
- 2 Zwiebeln
- 500 ml Gemüsebrühe
- 3 EL Butter
- Salz und Pfeffer
- 1 Prise Cayenne Pfeffer
- ½ Becher Creme fraiche

Zubereitungszeit: 15 Minuten, Kochzeit: 40 Minuten

NÄHRWERTE PRO PORTION:

Kalorien: 812 kcal
Kohlenhydrate: 109 g
Eiweiß: 12 g
Fett: 43 g

ZUBEREITUNG:

1. Zunächst den Kürbis schälen und in mundgerechte Stücke schneiden. Die Zwiebeln schälen, halbieren und fein würfeln.
2. Die Butter in einen Topf geben und erhitzen. Die Zwiebeln darin glasig andünsten.
3. Anschließend den Kürbis hineingeben und anrösten.
4. Nun mit der Gemüsebrühe ablöschen und für 40 Minuten bei mittlerer Wärmezufuhr köcheln lassen.
5. Die Suppe pürieren und mit Salz, Pfeffer und Cayenne Pfeffer abschmecken.
6. Zum Schluss auf Tellern anrichten, mit der Creme fraiche garnieren und servieren.

MISO-SUPPE

ZUTATEN FÜR 2 PORTIONEN:

- 4 TL Miso
- 2 TL Dashi
- 400 g Tofu
- 40 g Sojasprossen
- 2 Frühlingszwiebeln
- 1 Handvoll Spinat
- 500 ml Wasser

Zubereitungszeit: 15 Minuten, Kochzeit: 10 Minuten

NÄHRWERTE PRO PORTION:

Kalorien: 260 kcal
Kohlenhydrate: 15 g
Eiweiß: 21 g
Fett: 12 g

ZUBEREITUNG:

1. Das Dashi nach Packungsbeilage zubereiten.
2. Danach den Tofu, der vorher in mundgerechte Stücke geschnitten wurde, hinzugeben.
3. Alles für 10 Minuten köcheln lassen.
4. Die Frühlingszwiebeln in feine Ringe hacken und die Sojasprossen waschen. Nun Frühlingszwiebeln, Spinat, Sojasprossen und Miso hinzugeben.
5. Gut umrühren, denn die Miso-Paste muss sich gut auflösen.
6. Als Beilage der Miso-Suppe kann gerne Reis serviert werden.

GULASCHSUPPE

ZUTATEN FÜR 2 PORTIONEN:

- 250 g Rindfleisch, gewürfelt
- 1 Paprika, rot
- 1 Dose Tomaten
- 2 Knoblauchzehen
- 1 kleine Zwiebel
- 2 EL Tomatenmark
- 3 TL Olivenöl
- 300 ml Wasser
- Schnittlauch
- Paprikapulver, rosenscharf
- Majoran
- Salz und Pfeffer

Zubereitungszeit: 15 Minuten, Kochzeit: 90 Minuten

NÄHRWERTE PRO PORTION:

Kalorien: 302 kcal
Kohlenhydrate: 16 g
Eiweiß: 30 g
Fett: 12 g

ZUBEREITUNG:

1. Zunächst etwas Öl in einem Topf erhitzen und das Gulasch darin scharf anbraten.
2. Anschließend die Zwiebel schälen, halbieren und fein hacken. Die Zwiebeln ebenfalls in den Topf geben und alles mit Salz, Pfeffer und Majoran würzen.
3. Mit dem Wasser aufgießen und für eine Stunde bei geringer Hitzezufuhr garen.
4. Nun die Paprika waschen, entkernen und in Streifen schneiden, den Knoblauch schälen und fein hacken.
5. Tomaten, Paprika und Knoblauch in den Topf geben und für weitere 30 Minuten kochen, dabei gelegentlich umrühren.
6. Mit dem Tomatenmark andicken und mit Salz, Pfeffer und Paprikapulver abschmecken.
7. In Teller füllen, mit dem Schnittlauch garnieren und servieren.

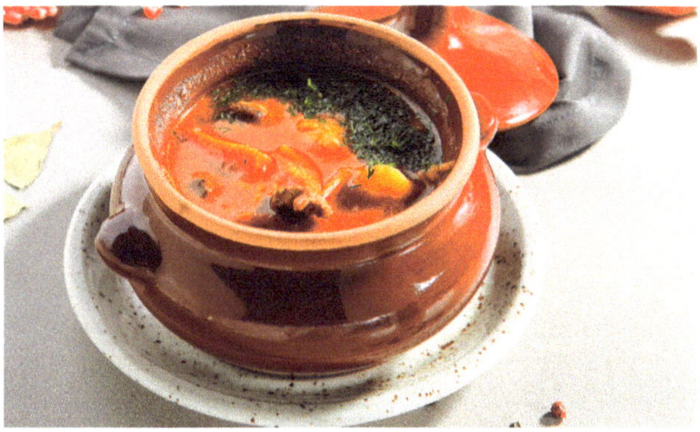

BROKKOLISUPPE

ZUTATEN FÜR 2 PORTIONEN:

- 1 rote Zwiebel
- 1 Stück Ingwer (3 cm)
- 900 ml Gemüsebouillon
- 1 Zitrone
- 500 g Brokkoli
- 2 EL Olivenöl
- 100 ml Kokosmilch, fettreduziert
- Salz und Pfeffer
- Backpapier

Zubereitungszeit: 30 Minuten

NÄHRWERTE PRO PORTION:

Kalorien: 198 kcal
Kohlenhydrate: 11 g
Eiweiß: 10 g
Fett: 10 g

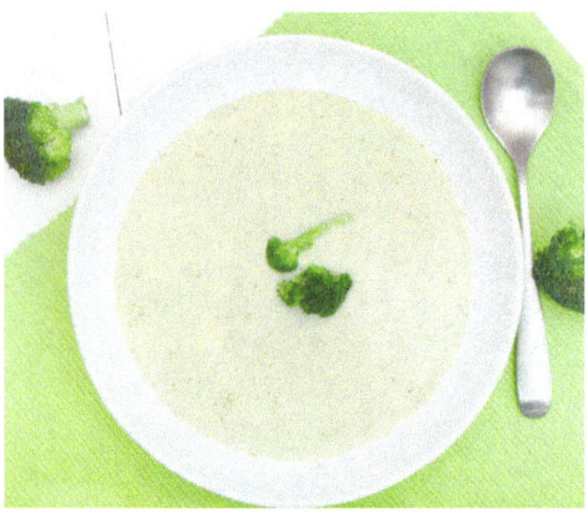

ZUBEREITUNG:

1. Als erstes die Röschen vom Strunk des Brokkoli trennen. Den Backofen auf 200°C vorheizen und ein Backblech mit Backpapier auslegen.
2. Anschließend die Röschen mit Olivenöl einreiben und auf dem Backblech verteilen. Alles für 20 Minuten in den Ofen geben.
3. In der Zwischenzeit die Zwiebel schälen, halbieren und hacken, den Ingwer schälen und klein schneiden. Die Zitrone halbieren und auspressen. Ein wenig Öl in einem Topf erhitzen und die Zwiebel darin ein wenig andünsten. Den Ingwer hinzufügen und mitbraten.
4. Nun den Strunk des Brokkoli in mundgerechte Stücke schneiden und diese in etwas Öl in einer Pfanne anrösten.
5. Den Zitronensaft hinzugeben und den Brokkoli mit Salz würzen. Mit der Gemüsebouillon ablöschen und alles 12 Minuten lang kochen.
6. Die Röschen im Ofen sind nun fertig. Diese nun auch mit in den Topf (nicht in die Pfanne!) geben. Den Topfinhalt mit einem Stabmixer pürieren. Den Geschmack der Suppe mit etwas Kokosmilch, Salz und Pfeffer verfeinern und die Strunk-Stücke hineingeben.

MÖHREN-SELLERIE-SUPPE

ZUTATEN FÜR 2 PORTIONEN:

- 375 ml Gemüsebrühe
- 200 g Möhren
- 1 Stange Sellerie
- 1 EL Creme fraiche
- 75 g Gouda
- Salz und Pfeffer
- Etwas Currypulver
- 1 Bund Petersilie

Zubereitungszeit: 10 Minuten, Kochzeit: 20 Minuten

NÄHRWERTE PRO PORTION:

Kalorien: 241 kcal
Kohlenhydrate: 13 g
Eiweiß: 14 g
Fett: 12 g

ZUBEREITUNG:

1. Zunächst die Möhren schälen und in Stücke schneiden. Den Sellerie ebenfalls stückeln.
2. Die Gemüsebrühe in einem Topf erhitzen und das Gemüse hineingeben.
3. Alles für 20 Minuten kochen lassen und die Suppe anschließend pürieren.
4. Creme fraiche und Käse hinzugeben und alles mit Salz, Pfeffer und Curry würzen.
5. Die Petersilie zupfen und die Suppe damit garnieren.

HAUPTSPEISEN

HÄHNCHENKEULEN MIT BLUMENKOHLREIS

ZUTATEN FÜR 2 PORTIONEN:

- 2 Hähnchenkeulen
- ¼ Zwiebel
- 1 Knoblauchzehe
- 2-3 g geriebener Ingwer
- ½ TL Garam Masala
- 1 Prise geriebener Kurkuma
- 10 ml Limettensaft
- 10 ml Reisweinessig
- 20-30 ml Hühnerbrühe
- Etwas Salz
- Blumenkohlreis (siehe Rezept S. 75)

Zubereitungszeit: 10 Minuten

NÄHRWERTE PRO PORTION:

Kalorien: 349 kcal
Kohlenhydrate: 6 g
Eiweiß: 41 g
Fett: 17 g

ZUBEREITUNG:

1. Zunächst den Knoblauch schälen und fein hacken. Die Zwiebel schälen, halbieren und in feine Würfel schneiden. Die Hähnchenkeulen waschen und zusammen mit Knoblauch und Zwiebel in einen Kochtopf geben.
2. Aus Ingwer, Garam Masala, Kurkuma, Limettensaft, Hühnerbrühe und Salz eine Marinade herstellen und diese über das Fleisch geben. Alles für 6-7 Stunden auf niedrigster Stufe (etwa 80°C) garen.
3. Währenddessen den Blumenkohlreis zubereiten.
4. Sobald beides fertig ist, auf Tellern anrichten und genießen.

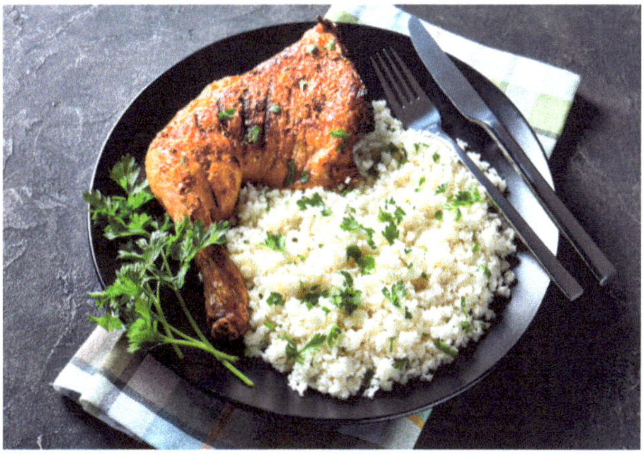

MANDELHÄHNCHEN MIT BROKKOLI

ZUTATEN FÜR 2 PORTIONEN:

- 2 Hähnchenbrustfilets
- 2 EL Mandeln
- 50 g Mandelmehl
- 200 g Brokkoliröschen
- 1 Ei
- 1 Prise Salz
- 1 EL Öl

Zubereitungszeit: 20 Minuten

NÄHRWERTE PRO PORTION:

Kalorien: 504 kcal
Kohlenhydrate: 7 g
Eiweiß: 70 g
Fett: 19 g

ZUBEREITUNG:

1. Zunächst den Brokkoli waschen und abtropfen lassen. Das Ei in einen tiefen Teller schlagen und verquirlen. Das Mehl in einen zweiten tiefen Teller geben. Die Mandeln in einen dritten.
2. Das Fleisch waschen, salzen und zuerst im Mehl, dann im Ei und zum Schluss in den Mandeln wenden.
3. Öl in eine Pfanne geben und das Fleisch darin knusprig braten.
4. Salzwasser in einem Topf zum Kochen bringen und den Brokkoli hineingeben. Für 4-5 Minuten kochen, anschließend abtropfen lassen.
5. Die Mandelhähnchen zusammen mit dem Brokkoli auf Tellern anrichten und genießen.

HÄHNCHEN-CURRY

ZUTATEN FÜR 2 PORTIONEN:

- 500 g Hähnchenbrustfilet
- 1 EL Kokosöl
- 400 ml Kokosmilch
- 1-2 EL Currypaste
- 1 EL Tomatenmark
- 300 g Ananas, in Würfeln
- Gemüse nach Belieben, kleingeschnitten

Zubereitungszeit: 15 Minuten, Kochzeit: 20 Minuten

NÄHRWERTE PRO PORTION:

Kalorien: 918 kcal
Kohlenhydrate: 34 g
Eiweiß: 63 g
Fett: 56 g

ZUBEREITUNG:

1. Als erstes das Fleisch waschen, mit einem Tuch trocken tupfen und in Stücke schneiden.
2. Das Öl in einer Pfanne erhitzen und das Fleisch darin scharf anbraten.
3. Anschließend Currypaste und Tomatenmark hinzugeben und mit rösten.
4. Das gesamte Gemüse und die Ananas hinzugeben und erhitzen.
5. Zum Schluss die Kokosmilch hineingießen und alles zusammen für 20 Minuten kochen lassen.

WRAPS

ZUTATEN FÜR 2 PORTIONEN:

- 250 g Hähnchenbrustfilet
- 2 Wraps
- 50 g Tomaten
- 3 getrocknete Tomaten
- ½ Avocado
- 25 g Rucola
- 2 Knoblauchzehen
- 1 Frühlingszwiebel
- 25 g Feta
- 4 EL Skyr
- ½ Paprika
- ½ TL Dijon-Senf
- Saft einer viertel Limette
- 1 EL Öl
- ½ Beet Kresse
- ½ Bund Schnittlauch
- Kreuzkümmel
- Paprikapulver
- Salz und Pfeffer

Zubereitungszeit: 30 Minuten

NÄHRWERTE PRO PORTION:

Kalorien: 598 kcal
Kohlenhydrate: 49 g
Eiweiß: 42 g
Fett: 24 g

ZUBEREITUNG:

1. Die Tomaten waschen und kleinschneiden. Die getrockneten Tomaten in Streifen schneiden. Die Paprika waschen, entkernen und in ebenfalls in Streifen schneiden. Die Avocado halbieren, entsteinen und das Fruchtfleisch mit einem Löffel herauslösen. Dieses ebenfalls kleinschneiden. Den Rucola waschen und kleinzupfen. Den Knoblauch schälen und fein hacken. Die Frühlingszwiebel waschen und in Ringe schneiden. Den Schnittlauch waschen und hacken. Den Feta zerbröseln.
2. Nun den Skyr zusammen mit Limettensaft, Senf, Schnittlauch und 1 TL Olivenöl zu einem Dressing verrühren und dieses mit Salz und Pfeffer abschmecken.
3. Anschließend das Hähnchenbrustfilet waschen, trockentupfen und in mundgerechte Stücke schneiden.
4. Öl in einer Pfanne erhitzen und die Hähnchenbrust zusammen mit dem Knoblauch darin anbraten. Das Fleisch mit Salz, Pfeffer, Paprikapulver und Kreuzkümmel würzen. Kurz vor Bratende die getrockneten Tomaten und die Frühlingszwiebeln hinzugeben und kurz mitbraten.

5. Die Wraps bei 100° C für ein paar Minuten erwärmen.
6. Zum Schluss die Wraps aus dem Ofen nehmen, mit dem Dressing bestreichen und mit Hähnchenbrust, Tomaten, Rucola, Avocado, Paprika sowie Feta belegen und mit der Kresse bestreuen. Die Wraps einrollen, den unteren Teil einklappen und servieren.

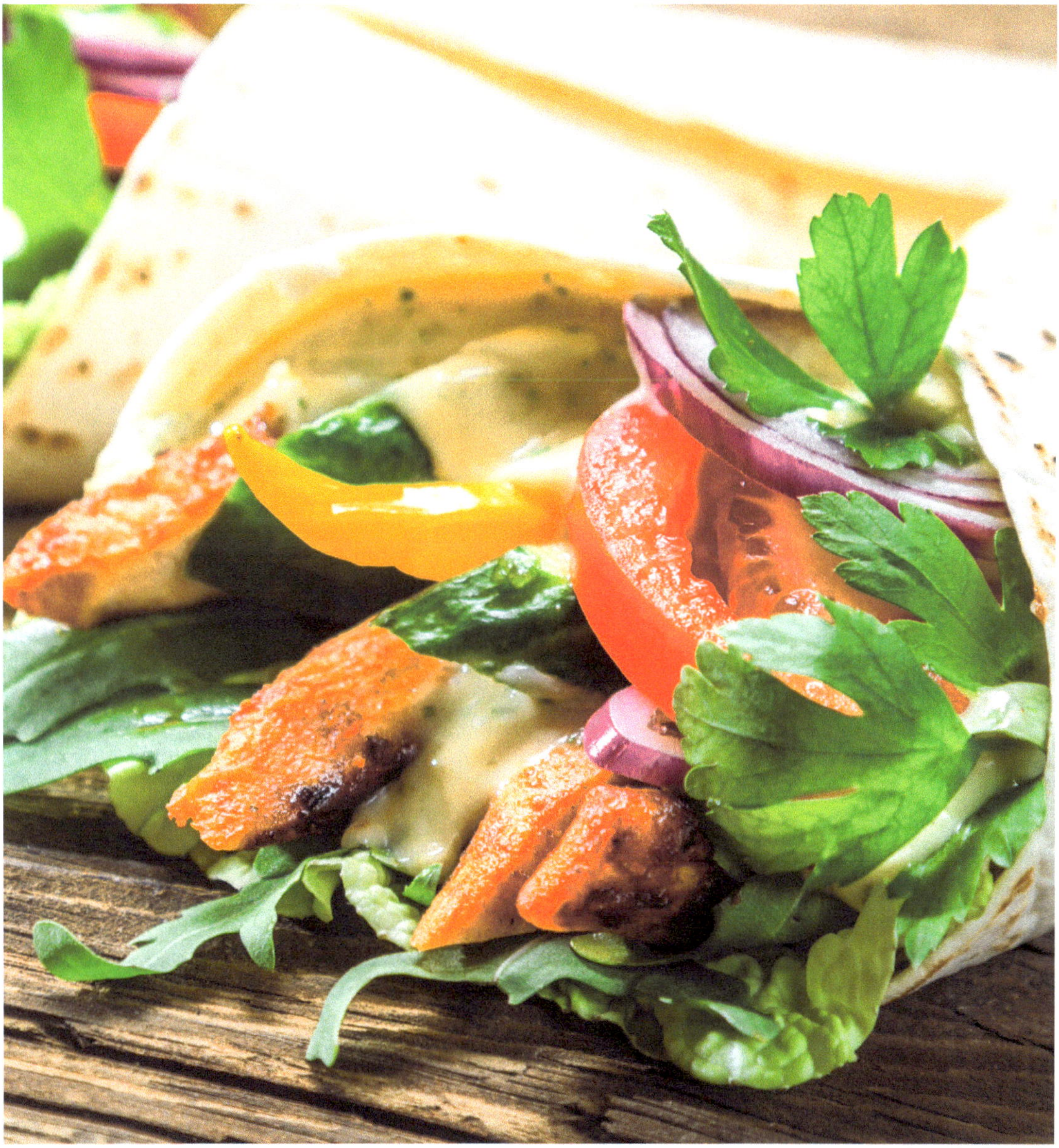

GEFÜLLTE PAPRIKA MIT REIS UND PUTE

ZUTATEN FÜR 2 PORTIONEN:

- 2 Paprikaschoten
- 150 g Putenschnitzel
- 80 g Reis
- ½ Knoblauchzehe
- 1 Zwiebel
- 1 EL Paprikapulver
- 1 EL Öl
- Etwas Petersilie

Zubereitungszeit: 30 Minuten, Backzeit: 30-45 Minuten

NÄHRWERTE PRO PORTION:

Kalorien: 265 kcal
Kohlenhydrate: 25 g
Eiweiß: 21 g
Fett: 7 g

ZUBEREITUNG:

1. Zunächst das Fleisch waschen, trockentupfen und in Würfel schneiden.
2. Nun die Zwiebel und den Knoblauch grob hacken.
3. Öl in einer Pfanne erhitzen und das Fleisch, den Reis, die Zwiebel und den Knoblauch darin anbraten. Das Paprikapulver hinzugeben und mit verrühren. Anschließend mit etwas Wasser ablöschen.
4. Alles köcheln lassen, bis der Reis fertig ist und alles eine cremige Konsistenz hat.
5. Die Paprika waschen, einschneiden und den Strunk sowie die Innenwände mit einem Messer entfernen.
6. Nun die Paprika mit allen Zutaten befüllen. Anschließend in eine Auflaufform legen und mit etwas Öl beträufeln.
7. Den Backofen auf 200° C vorheizen und für 30-45 Minuten hineingeben.
8. Herausnehmen und mit Petersilie garniert genießen.

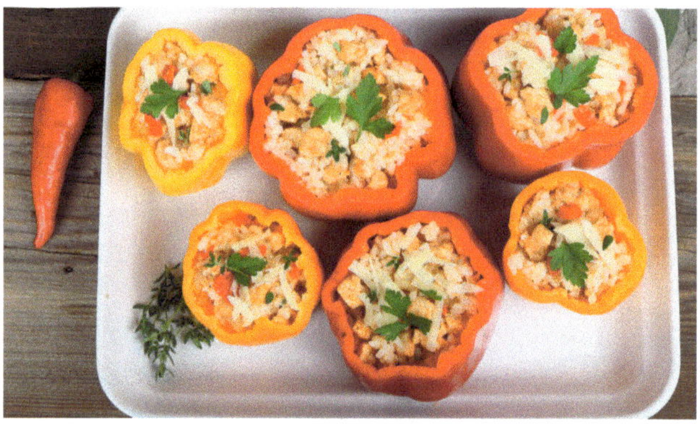

LAMMKOTELETTS

ZUTATEN FÜR 2 PORTIONEN:

- 500 g Lammkoteletts
- ½ Zitrone
- 100 g Feta
- ½ Bund Koriander
- 1 EL Olivenöl
- Salz und Pfeffer

Zubereitungszeit: 15 Minuten

NÄHRWERTE PRO PORTION:

Kalorien: 490 kcal
Kohlenhydrate: 6 g
Eiweiß: 59 g
Fett: 25 g

ZUBEREITUNG:

1. Das Fleisch zuerst waschen und mit Salz und Pfeffer würzen.
2. Öl in eine Pfanne geben und das Fleisch darin scharf anbraten.
3. Den Koriander fein hacken und den Käse zerbröseln. Die Zitrone halbieren, auspressen und den Saft dabei auffangen.
4. Die Lammkoteletts auf einem Teller anrichten, Feta und Koriander darüber geben und mit Zitronensaft beträufeln.

SALTIMBOCCA

ZUTATEN FÜR 2 PORTIONEN:

- 2 Schweineschnitzel
- 4 Scheiben Parmaschinken
- 6 Salbeiblätter
- 1 Zwiebel
- 2 Zucchini
- 1 Glas geröstete Paprika
- 2 EL Öl
- 1 TL Butter
- Salz und Pfeffer
- Zahnstocher

Zubereitungszeit: 30 Minuten

NÄHRWERTE PRO PORTION:

Kalorien: 439 kcal
Kohlenhydrate: 12 g
Eiweiß: 40 g
Fett: 25 g

ZUBEREITUNG:

1. Zuerst das Fleisch waschen, anschließend in einen Gefrierbeutel legen und flachklopfen.
2. Im Anschluss mit Pfeffer würzen, mit Schinken belegen, Salbeiblätter mit einem Zahnstocher befestigen und auflegen.
3. Die Zwiebel schälen, halbieren und in Ringe schneiden. Die Zucchini waschen und in Scheiben schneiden. Die Paprika waschen, entkernen und in Streifen schneiden.
4. 2 EL Öl in einer Pfanne erhitzen und die Zwiebelringe sowie die Zucchinischeiben darin anbraten. Die Paprika hinzufügen und mit braten.
5. In einer zweiten Pfanne das restliche Öl erhitzen, die Schnitzel darin braun braten und die Butter hinzugeben.
6. Zum Schluss die Saltimbocca zusammen mit dem Gemüse auf einem Teller anrichten und servieren.

LASAGNE FÜR SPORTLER

ZUTATEN FÜR 2 PORTIONEN:

- 120 g Rinderhackfleisch
- 130 g Lasagneplatten
- 130 g Zucchini
- 130 g Tomaten
- 200 g Pilze
- 60 g Zwiebeln
- ½ Knoblauchzehe
- 1 TL Olivenöl
- 650 ml Tomatensauce
- 70 g Creme fraiche
- 70 g Käse geraspelt, fettarm
- ½ Tasse Gemüsebrühe
- Salz und Pfeffer
- Etwas Basilikum

Zubereitungszeit: 20 Minuten, Backzeit: 30 Minuten

NÄHRWERTE PRO PORTION:

Kalorien: 70 kcal
Kohlenhydrate: 3 g
Eiweiß: 5 g
Fett: 4 g

ZUBEREITUNG:

1. Zucchini, Pilze, Zwiebeln und Knoblauch mit dem Öl und etwas Gemüsebrühe dünsten.
2. Zuerst die Zucchini und die Pilze in eine Pfanne geben und mit Salz und Pfeffer würzen. Danach die Zwiebeln und den Knoblauch dazugeben.
3. Die Tomaten in Stücke schneiden. Wenn sich fast keine Feuchtigkeit mehr in der Pfanne befindet, mit der Tomatensauce und den Tomaten ablöschen. Dann die Hitze reduzieren.
4. Nun das Hackfleisch anbraten.
5. In eine Auflaufform die Lasagneplatten geben und abwechselnd Sauce und Platten schichten.
6. Auf die letzte Platte das Hackfleisch verteilen und mit der restlichen Tomatensauce bedecken.
7. Die Creme fraiche getupft verteilen und anschließend mit dem Käse bestreuen.
8. Bei 180° C Umluft für etwa 30 Minuten backen und mit dem Basilikum verziert genießen.

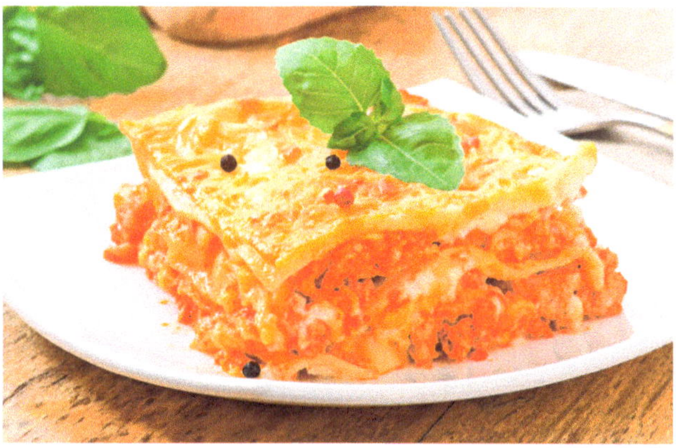

HAMBURGER

ZUTATEN FÜR 2 PORTIONEN:

- 300 g Rinderhack
- 1 Zwiebel
- 1 Ei
- 2 EL frischer Thymian, gehackt
- 2 EL Olivenöl
- 3 Eier, getrennt
- 100 g Frischkäse
- ½ TL Backpulver
- Salz und Pfeffer
- Belag nach Belieben, z.B. Eisbergsalat, Zwiebel, Gurke, Tomate

Zubereitungszeit: 30 Minuten, Backzeit: 25 Minuten

NÄHRWERTE PRO PORTION:

Kalorien: 805 kcal
Kohlenhydrate: 10 g
Eiweiß: 42 g
Fett: 65 g

ZUBEREITUNG:

1. Zunächst 3 Eiweiß in ein hohes Gefäß geben und steif schlagen.
2. Die 3 Eigelb zusammen mit Frischkäse und Backpulver in eine Schüssel geben und zu einer homogenen Masse vermischen.
3. Anschließend den Eischnee unter die Ei-Frischkäse-Masse heben, jeweils einen Esslöffel des Teiges auf ein mit Backpapier ausgelegtes Backblech legen und für 25 Minuten bei 150°C backen.
4. Während die Hamburger-Brötchen (Buns) backen, das Hackfleisch in eine Schüssel geben. Die Zwiebel schälen, halbieren und fein hacken. Zum Hackfleisch geben. Das Ei, den Thymian, Salz und Pfeffer ebenfalls hinzufügen und alles gut vermischen. Mit feuchten Händen aus der Masse 2 Pattys formen.
5. Anschließend das Öl in einer Pfanne erhitzen und die Pattys darin für 4-5 Minuten von beiden Seiten anbraten.
6. Zum Schluss die Burgerbuns aufschneiden, jeweils einen Patty auflegen und nach Belieben belegen.

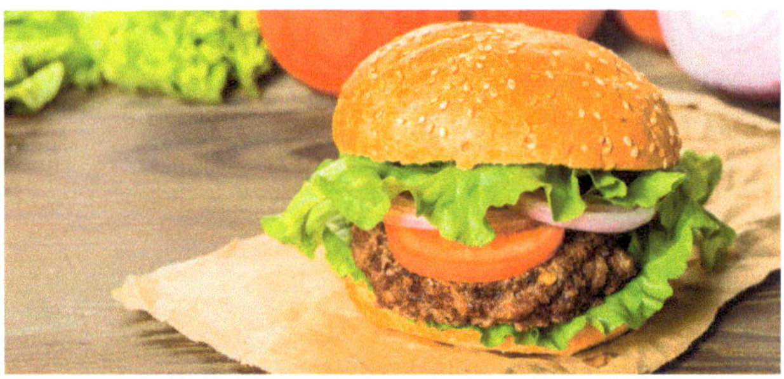

SPARGEL-SCHINKEN-RÖLLCHEN

ZUTATEN FÜR 2 PORTIONEN:

- 400 g Spargel, weiß
- 2 Scheiben Kochschinken
- 1 TL Stevia
- 1 Stängel Dill
- 30 g Basilikum
- Zesten einer Zitrone
- Salz und Pfeffer

Zubereitungszeit: 10 Minuten, Garzeit: 10-15 Minuten

NÄHRWERTE PRO PORTION:

Kalorien: 72 kcal
Kohlenhydrate: 5 g
Eiweiß: 8 g
Fett: 1 g

ZUBEREITUNG:

1. Zunächst den Spargel schälen, falls dieser noch ungeschält ist.
2. Nun etwas Wasser in einen Topf geben und Salz und Stevia hinzugeben. Das Wasser erhitzen und den Spargel ebenso hinzugeben.
3. Für 10-15 Minuten garen.
4. Anschließend den Spargel aus dem Wasser nehmen, den Kochschinken auf ein Brett legen. Den Spargel auf jeweils eine Scheibe Schinken legen, mit Zitronenzesten und Dill bestreuen und zusammenrollen.
5. Die Spargelröllchen auf Tellern anrichten und mit Basilikum garnieren.

LACHS-OMELETT

ZUTATEN FÜR 2 PORTIONEN:

- 2 Scheiben Räucherlachs
- 2 Eier
- 2 Eiweiß
- 4 EL Skyr
- 1 Handvoll Champignons
- 1 Handvoll Spinat
- 4 Stiele Dill
- Salz und Pfeffer

Zubereitungszeit: 15 Minuten

NÄHRWERTE PRO PORTION:

Kalorien: 127 kcal
Kohlenhydrate: 2 g
Eiweiß: 14 g
Fett: 6 g

ZUBEREITUNG:

1. Den Spinat putzen und kleinschneiden. Die Champignons waschen und in Scheiben schneiden. Den Dill putzen und fein hacken.
2. Die Eier zusammen mit Eiweiß und Skyr verquirlen und dem Spinat sowie den Champignons unterrühren. Mit Salz und Pfeffer abschmecken.
3. Die Ei-Masse in eine Pfanne geben und bei mittlerer Wärmezufuhr stocken lassen.
4. Das Omelett mit dem Lachs belegen und mit dem Dill garnieren.

GEBRATENER LACHS MIT ZUCCHINI AUF COUSCOUS

ZUTATEN FÜR 2 PORTIONEN:

- 300 g Lachsfilet
- 1 Zucchini
- 150 g Couscous
- 1 Paprika
- 175 ml Gemüsebrühe
- 2EL Öl
- ½ Limette
- 4 Stiele Minze
- 1 TL Honig
- Salz und Pfeffer

Zubereitungszeit: 30 Minuten

NÄHRWERTE PRO PORTION:

Kalorien: 726 kcal
Kohlenhydrate: 63 g
Eiweiß: 43 g
Fett: 31 g

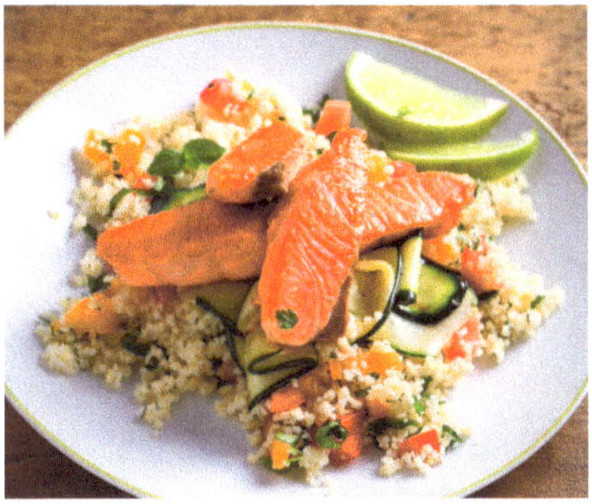

ZUBEREITUNG:

1. Die Zucchini waschen und in Scheiben schneiden.
2. Die Paprika waschen, entkernen und in kleine Würfel schneiden.
3. Die Minze waschen, trocknen und fein hacken. Die Limette auspressen.
4. Den Couscous in eine Schüssel geben, mit heißer Gemüsebrühe übergießen und etwa 10 Minuten quellen lassen.
5. Öl in einer Pfanne erhitzen und die Lachsfilets bei mittlerer Temperatur für jeweils etwa 5 Minuten von beiden Seiten braten.
6. Anschließend den Lachs mit Honig einstreichen und im Backofen bei 80° C warmhalten.
7. Die Zucchini mit etwas Öl zusammen mit den Paprikawürfeln in eine Pfanne geben und anbraten. Mit 1 EL Limettensaft würzen und mit Couscous und Minze mischen, salzen und pfeffern.
8. Den Lachs zusammen mit dem Couscous, Zucchini und Paprika auf Tellern angerichtet servieren.

LACHS MIT BLATTSPINAT

ZUTATEN FÜR 2 PORTIONEN:

- 2 Lachsfilets à 180 g
- 200 g Blattspinat
- 1 EL Butter
- ½ Zitrone
- ½ Zwiebel
- 1 ½ Knoblauchzehen
- Salz und Pfeffer

Zubereitungszeit: 15 Minuten, Backzeit: 10-15 Minuten

NÄHRWERTE PRO PORTION:

Kalorien: 455 kcal
Kohlenhydrate: 6 g
Eiweiß: 43 g
Fett: 28 g

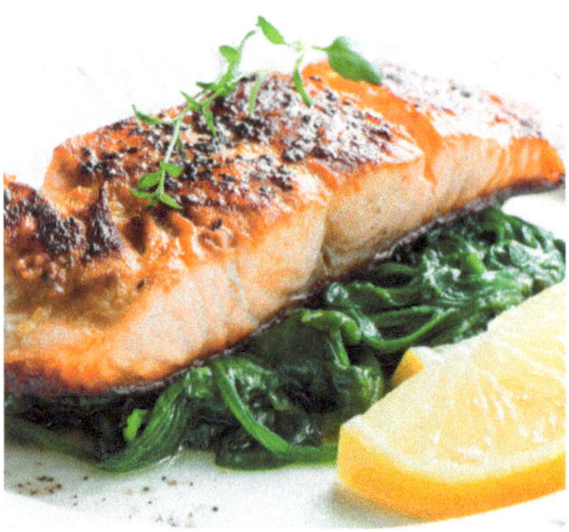

ZUBEREITUNG:

1. Zunächst den Knoblauch und die Zwiebel schälen, fein hacken und in einem Topf in etwas Butter anschwitzen lassen.
2. Nun den Blattspinat waschen, trocknen und anschließend ebenso in den Topf geben. Mit Salz und Pfeffer abschmecken.
3. Die Zitrone auspressen.
4. Den Lachs waschen, trocken tupfen, mit Salz und Pfeffer würzen und mit etwas Zitronensaft beträufeln.
5. Etwas Butter in eine Pfanne geben und den Fisch für etwa 2 Minuten von beiden Seiten anbraten.
6. Den Blattspinat in einer eingefetteten Auflaufform verteilen. Die Lachsfilets einlegen und mit 2 Zitronenscheiben und etwas Spinat abdecken. In den vorgeheizten Backofen (160° C) für 10-15 Minuten geben.
7. Den Spinat und den Lachs auf Tellern anrichten und genießen.

GLASIERTES LACHSFILET

ZUTATEN FÜR 2 PORTIONEN:

- 2 Lachsfilets
- 2 EL Honig
- 1 ½ EL Butter
- Salz und Pfeffer

Zubereitungszeit: 20 Minuten, Garzeit: 10-15 Minuten

NÄHRWERTE PRO PORTION:

Kalorien: 498 kcal
Kohlenhydrate: 17 g
Eiweiß: 42 g
Fett: 29 g

ZUBEREITUNG:

1. Zuerst den Lachs waschen und mit Salz und Pfeffer würzen.
2. Butter in einer Pfanne erhitzen und den Fisch darin zuerst auf der Haut anbraten und anschließend umdrehen.
3. Zum Schluss mit Honig einpinseln und nochmals kurz auf jeder Seite anbraten.

KABELJAU-GEMÜSE-AUFLAUF

ZUTATEN FÜR 2 PORTIONEN:

- 1 EL Butter
- 400 g Kabeljau
- ½ TL Estragon
- 1 Tomate
- 1 Paprika
- ½ TL Paprikapulver
- ½ Zitrone
- 1 Zwiebel
- Salz und Pfeffer
- Alufolie

Zubereitungszeit: 20 Minuten, Backzeit: 40 Minuten

NÄHRWERTE PRO PORTION:

Kalorien: 272 kcal
Kohlenhydrate: 9 g
Eiweiß: 42 g
Fett: 7 g

ZUBEREITUNG:

1. Zunächst die Zitrone auspressen.
2. Anschließend den Fisch waschen, trockentupfen und für 10 Minuten im Zitronensaft einlegen.
3. Währenddessen die Zwiebel schälen, halbieren und fein würfeln. Die Paprika waschen, entkernen und in Streifen schneiden. Die Haut der Tomate entfernen, aufschneiden, die Kerne herauslösen und das Fruchtfleisch in Würfel schneiden.
4. Eine Auflaufform mit Butter einfetten und alle Zutaten schichtweise stapeln. Die Form mit Alufolie abdecken, in den Ofen stellen und den Auflauf für 40 Minuten bei 180°C backen.

WÜRZIGE GARNELEN

ZUTATEN FÜR 2 PORTIONEN:

- 400 g Garnelen, geschält
- 50 ml Öl
- 4 TL Paprikapulver
- 4 Knoblauchzehen
- 4 TL Chilipaste

Zubereitungszeit: 10 Minuten

NÄHRWERTE PRO PORTION:

Kalorien: 483 kcal
Kohlenhydrate: 11 g
Eiweiß: 43 g
Fett: 28 g

ZUBEREITUNG:

1. Zunächst den Knoblauch schälen und fein hacken.
2. Öl in einer Pfanne erhitzen und die Garnelen darin etwa 5 Minuten anbraten.
3. Die Garnelen mit dem Paprikapulver würzen, Knoblauch und Chilipaste mit den Garnelen verrühren und für eine Minute kochen.
4. Auf Tellern anrichten und servieren.

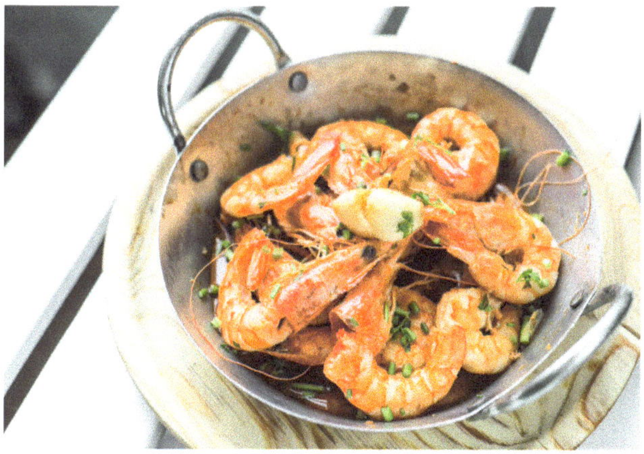

WÜRZIGES THUNFISCHSTEAK

ZUTATEN FÜR 2 PORTIONEN:

- 2 Thunfischsteaks á 150-200 g
- 1 Zitrone
- 2 EL Sesamöl
- 1 Chilischote
- 1 Knoblauchzehe
- 1 EL Rosa Beeren
- 1 TL Zitronenabrieb
- Etwas Rosmarin
- Etwas Thymian
- Salz

Zubereitungszeit: 15 Minuten

NÄHRWERTE PRO PORTION:

Kalorien: 280 kcal
Kohlenhydrate: 2 g
Eiweiß: 32 g
Fett: 11 g

ZUBEREITUNG:

1. Als erstes die Zitrone waschen und die Schale sehr dünn abschälen. Die Knoblauchzehe schälen und fein hacken. Die Chilischote entkernen und ebenfalls fein hacken.
2. Die Kräuter waschen und mit Zitronenabrieb, Knoblauch, Chili, rosa Beeren, Salz und 2 EL Sesamöl in den Mörser geben und fein zerstoßen.
3. Etwas Sesamöl in einer Pfanne erhitzen und die Thunfischsteaks darin scharf anbraten. Mit der Kräutermasse bestreichen und bei 120°C für 5 Minuten im Ofen backen.
4. Auf Tellern anrichten und servieren.

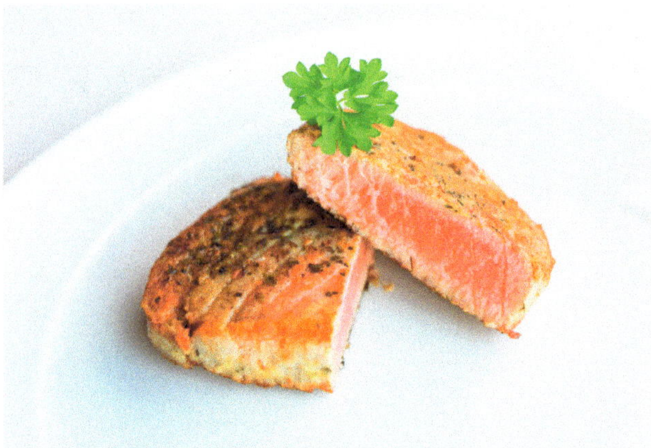

GEBACKENE FORELLE

ZUTATEN FÜR 2 PORTIONEN:

- 2 Forellen
- 2 Knoblauchzehen
- 1 Zwiebel
- 1 Schuss Zitronensaft
- 1 Stange Staudensellerie
- 1 Schuss Weißwein, trocken
- Etwas Rosmarin
- Salz und Pfeffer
- Alufolie

Zubereitungszeit: 15 Minuten, Garzeit: 25 Minuten

NÄHRWERTE PRO PORTION:

Kalorien: 248 kcal
Kohlenhydrate: 5 g
Eiweiß: 37 g
Fett: 9 g

ZUBEREITUNG:

1. Zuerst die Zwiebel schälen, halbieren und fein hacken. Den Knoblauch ebenfalls schälen und hacken. Den Sellerie klein schneiden.
2. Zwiebeln, Knoblauch und Sellerie in den Dampfgarer legen und für 5-7 Minuten über köchelndem Wasser garen.
3. Anschließend mit Salz und Pfeffer abschmecken, mit Rosmarin und Weißwein verfeinern und nochmals für 5 Minuten garen.
4. Den Fisch sehr gut waschen und trocken tupfen. Von innen und außen mit Salz, Pfeffer und Zitronensaft würzen.
5. Eine Alufolie auslegen und jeweils eine Forelle mit Gemüse hineinlegen. Gut verschließen und bei 200°C für 15 Minuten garen.

TOMATEN-ZUCCHINI-EINTOPF

ZUTATEN FÜR 2 PORTIONEN:

- 3 Kartoffeln
- ½ Zwiebel
- 1 Möhre
- 1 Zucchini
- 1 Dose Pizzatomaten
- ½ TL Gemüsebrühe, Instant
- 2 EL Öl
- Etwas Basilikum
- Salz und Pfeffer

Zubereitungszeit: 20 Minuten, Kochzeit: 15 Minuten

NÄHRWERTE PRO PORTION:

Kalorien: 161 kcal
Kohlenhydrate: 30 g
Eiweiß: 6 g
Fett: 1 g

ZUBEREITUNG:

1. Zunächst die Kartoffeln schälen und würfeln. Die Zwiebel halbieren, schälen und hacken. Die Möhre schälen und in Scheiben schneiden. Die Zucchini waschen und in Würfel schneiden.
2. Im Anschluss Öl in einem Topf erhitzen und die Zwiebeln darin glasig andünsten. Die Kartoffeln hinzugeben und mitbraten.
3. Mit den Pizzatomaten ablöschen und die Möhren hineingeben. Nun mit Salz und Gemüsebrühe würzen.
4. Bei mittlerer Wärmezufuhr für 10 Minuten köcheln lassen. Die Zucchini hinzufügen und für weitere 5 Minuten mitkochen.
5. Mit Basilikum verziert servieren und genießen.

BLUMENKOHLREIS

ZUTATEN FÜR 2 PORTIONEN:

- ½ Blumenkohl
- Salz, nach Bedarf

Zubereitungszeit: 10 Minuten

NÄHRWERTE PRO PORTION:

Kalorien: 32 kcal
Kohlenhydrate: 3 g
Eiweiß: 3 g
Fett: 0 g

ZUBEREITUNG:

1. Zunächst den Blumenkohl in Röschen teilen und mit der Reibe hobeln.
2. Den Blumenkohl anschließend in eine mikrowellengeeignete Schüssel geben, abdecken und in der Mikrowelle ca. 3 Minuten garen.
3. Zum Schluss den Blumenkohl mit Salz abschmecken. Schmeckt gut zu Fleisch oder Fisch.

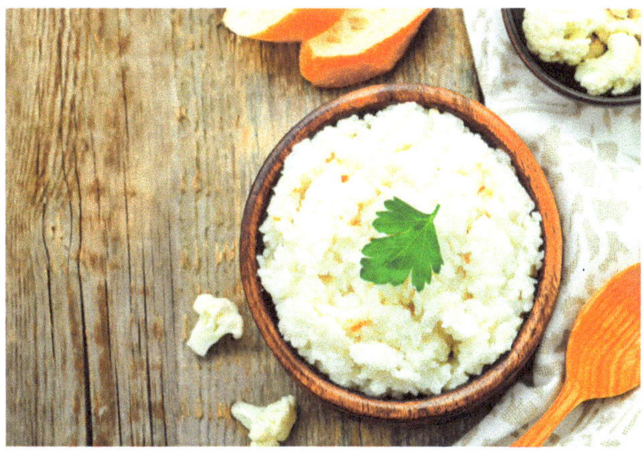

KAISERSCHMARRN

ZUTATEN FÜR 2 PORTIONEN:

- 65 g Skyr
- 60 ml Mandelmilch
- 25 g Dinkelmehl, Typ 630
- 25 g Dinkelvollkornmehl
- 2 Eier
- 30 g Kokosblütenzucker
- 1 EL Haferflocken
- ½ TL Weinstein-Backpulver
- ½ TL Zimt
- ¼ TL Vanillepulver
- 1 Prise Salz
- 1 EL Kokosöl
- Obst nach Wahl

Zubereitungszeit: 25 Minuten

NÄHRWERTE PRO PORTION:

Kalorien: 204 kcal
Kohlenhydrate: 31 g
Eiweiß: 10 g
Fett: 4 g

ZUBEREITUNG:

1. Den Backofen auf 180° C vorheizen und einen Rost in die mittlere Schiene schieben.
2. Nun die Eier trennen. Das Eigelb zusammen mit Haferflocken, Mehl, Backpulver, 1 EL Zucker, Skyr, Milch, Zimt und Vanille in eine Schüssel geben und verrühren.
3. Das Eiweiß zusammen mit dem Salz in eine Rührschüssel geben und steif schlagen. Den Eischnee unter den Teig heben.
4. Etwas Öl in einer Pfanne bei mittlerer Wärmezufuhr erhitzen und den Teig hineingeben. Diesen für 3 Minuten stocken lassen und für 10-12 Minuten in den Backofen stellen.
5. Die Pfanne aus dem Ofen nehmen und mit einem Pfannenwender zerrupfen. Mit 1 EL Zucker bestreuen und nochmals 5 Minuten karamellisieren.
6. Den Kaiserschmarrn zusammen mit dem kleingeschnittenen Obst servieren.

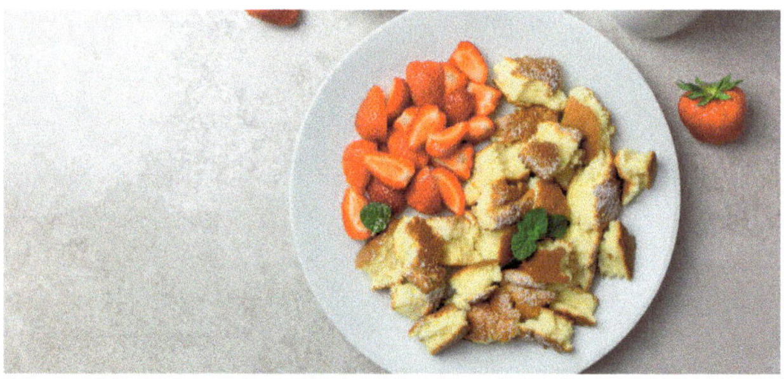

FLOH-PIZZA

ZUTATEN FÜR 6 PORTIONEN:

- 120 g Skyr
- 50 g Mehl
- 50 ml Wasser, lauwarm
- 20 g Flohsamenschalen
- 2 Eier
- 2 TL Öl
- 1 TL Oregano
- 1 TL Backpulver
- 1 Prise Salz
- Belag nach Wahl, z.B. Salami, Schinken, Champignons, Oliven, Paprika, Artischocken, Thunfisch, Zwiebeln, Rucola

Zubereitungszeit: 20 Minuten, Backzeit: 35 Minuten

NÄHRWERTE PRO PORTION (ohne Belag):

Kalorien: 74 kcal
Kohlenhydrate: 7 g
Eiweiß: 4 g
Fett: 3 g

ZUBEREITUNG:

1. Zunächst den Backofen auf 200° C vorheizen und ein Backblech mit Backpapier auslegen.
2. Alle Zutaten, bis auf die Flohsamenschalen, in eine Schüssel geben und gut miteinander verkneten.
3. Anschließend die Flohsamenschalen unterrühren. Dies muss schnell geschehen, da die Flohsamenschalen sofort anfangen zu quellen.
4. Den fertigen Teig auf das Backblech geben und für 10 Minuten ruhen lassen.
5. Nun den Teig zunächst für 10 Minuten vorbacken.
6. Nach Ende der Backzeit den Teig aus dem Ofen nehmen und nach Geschmack belegen.
7. Die Pizza anschließend nochmals für 25 Minuten backen.

GEFÜLLTE GEMÜSEPFANNKUCHEN

ZUTATEN FÜR 3 PORTIONEN:

- 50 g Eiklar
- 30 g Mehl
- 25 ml Mineralwasser mit Kohlensäure
- 25 ml Mandelmilch
- ½ TL Backpulver
- 50 g Feta
- ½ Möhre
- 2 Lauchzwiebeln
- ½Paprikaschote, rot
- 100 g Skyr
- ½TL Curry
- Salz und Pfeffer

Zubereitungszeit: 25 Minuten, Backzeit: 20 Minuten

NÄHRWERTE PRO PORTION:

Kalorien: 162 kcal
Kohlenhydrate: 20 g
Eiweiß: 11 g
Fett: 4 g

ZUBEREITUNG:

1. Zuerst den Backofen auf 200° C vorheizen und ein Backblech mit Backpapier auslegen.
2. Anschließend Mehl, Eiklar, Backpulver, Milch und Wasser zu einem homogenen Teig verarbeiten. Den Teig auf dem Backblech verteilen.
3. Die Paprika waschen, entkernen und in Streifen schneiden. Die Möhre schälen und ebenfalls in Streifen schneiden. Die Lauchzwiebeln waschen und in Ringe schneiden.
4. Die Gemüsestreifen auf dem Teig verteilen und den Feta zerbröselt darüber streuen. Den Pfannkuchen für 20 Minuten backen.
5. Währenddessen den Skyr mit Curry, Salz und Pfeffer vermischen. Der Dip wird zu den Pfannkuchenröllchen gereicht.
6. Zum Schluss den Pfannkuchen aus dem Ofen nehmen und der Länge nach aufrollen. Mit einem Pizzaschneider in Scheiben schneiden und mit dem Dip genießen.

PELLKARTOFFELN MIT KRÄUTER-SKYR

ZUTATEN FÜR 2 PORTIONEN:

- 300 g Drillinge
- 1 Knoblauchzehe
- 100 g Skyr (fettarm) 0,2 %
- ½ Beet Kresse
- ½ Bund Dill
- ½ Bund Petersilie
- Salz und Pfeffer

Zubereitungszeit: 20 Minuten

NÄHRWERTE PRO PORTION:

Kalorien: 176 kcal
Kohlenhydrate: 29 g
Eiweiß: 10 g
Fett: 1 g

ZUBEREITUNG:

1. Die Drillinge ins Salzwasser geben und für 20 Minuten kochen.
2. Währenddessen die Kräuter waschen und fein hacken. Die Kresse schneiden. Den Knoblauch schälen und fein hacken. Alles zusammen mit dem Skyr in eine Schüssel geben und vermengen.
3. Die Kartoffeln zusammen mit dem Kräuter-Skyr anrichten und servieren.

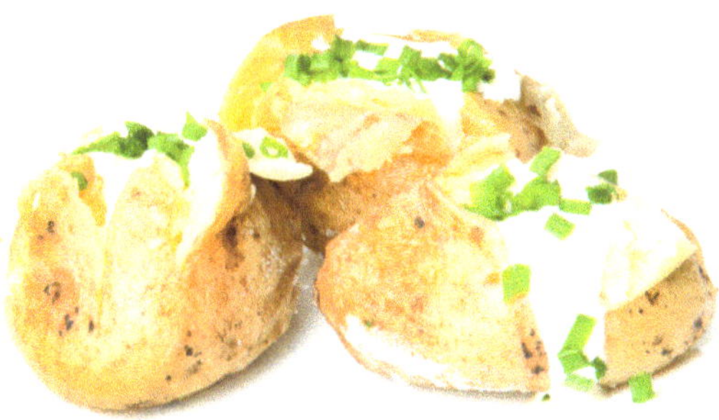

ZUCCHINI-MÖHREN-PASTA

ZUTATEN FÜR 2 PORTIONEN:

- 250 g Möhren
- 2 Zucchini
- 1 Zwiebel
- 40 g Parmesan
- 200 g Kirschtomaten
- 1 EL Olivenöl
- Etwas Basilikum
- Salz und Pfeffer

Zubereitungszeit: 20 Minuten

NÄHRWERTE PRO PORTION:

Kalorien: 232 kcal
Kohlenhydrate: 14 g
Eiweiß: 12 g
Fett: 13 g

ZUBEREITUNG:

1. Zunächst die Möhren und die Zucchini schälen und entweder mit einem Spar- oder Spiralschneider zu Nudeln verarbeiten.
2. Anschließend die Zwiebel schälen, halbieren und klein hacken. Die Tomaten waschen und halbieren. Den Parmesan fein reiben.
3. Öl in einer Pfanne erhitzen und die Zwiebeln mit den Möhren darin anbraten. Die Zucchini nach 2 Minuten hinzufügen und 3 Minuten lang anbraten.
4. Nun die Tomaten hinzufügen und mit Salz und Pfeffer abschmecken.
5. Zum Schluss das Basilikum putzen und fein hacken.
6. Die Nudeln mit der Sauce auf Tellern anrichten und mit dem Basilikum sowie Parmesan garnieren.

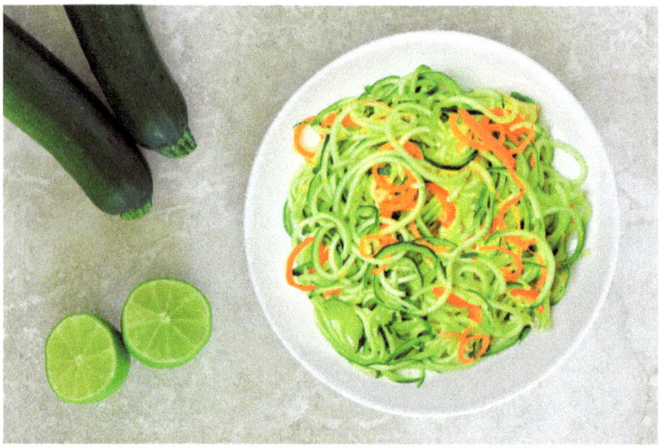

SPAGHETTI CARBONARA

ZUTATEN FÜR 2 PORTIONEN:

- 200 g Spaghetti
- 1 Ei
- 60 g Hähnchenbrustaufschnitt
- ½ Stange Lauch
- 2 EL Skyr
- Etwas Muskat
- 1 Prise Paprikapulver
- Salz und Pfeffer

Zubereitungszeit: 20 Minuten

NÄHRWERTE PRO PORTION:

Kalorien: 430 kcal
Kohlenhydrate: 70 g
Eiweiß: 25 g
Fett: 5 g

ZUBEREITUNG:

1. Zunächst die Spaghetti nach Packungsanweisung kochen.
2. Den Lauch putzen und in Ringe schneiden. Den Hähnchenbrustaufschnitt würfeln. Den Skyr mit dem Ei in eine Schale geben und vermengen.
3. Die Lauchringe zusammen mit dem Hähnchenbrustaufschnitt in eine Pfanne geben und anbraten. Die Spaghetti abtropfen lassen und ebenfalls in die Pfanne geben. Mit der Skyr-Ei-Masse übergießen und mit Salz, Pfeffer, Paprika und Muskat würzen. Bei mittlerer Wärmezufuhr stocken lassen.
4. Die Spaghetti Carbonara auf Tellern anrichten und servieren.

ZOODLES MIT TOMATEN

ZUTATEN FÜR 2 PORTIONEN:

- 2 Zucchini
- 20 g Cocktailtomaten
- 1 Chilischote
- 20 g Oliven
- 50 ml Gemüsebrühe
- 1 Zitrone
- 1 Limette
- 2 EL Olivenöl
- 1-2 EL Pinienkerne
- Salz und Pfeffer

Zubereitungszeit: 25 Minuten

NÄHRWERTE PRO PORTION:

Kalorien: 253 kcal
Kohlenhydrate: 6 g
Eiweiß: 6 g
Fett: 22 g

ZUBEREITUNG:

1. Als erstes die Zucchini mithilfe eines Spiralschneiders in Streifen schneiden. Die Chilischote waschen und hacken. Die Tomaten waschen, das Grün entfernen und würfeln. Die Oliven halbieren.
2. Nun 1 EL Olivenöl in einer Pfanne erhitzen und die Zucchinistreifen darin anbraten. Mit der Gemüsebrühe ablöschen. Die Zoodles so lange köcheln lassen, bis sie eine weiche Konsistenz haben.
3. In einer zweiten Pfanne das restliche Öl erhitzen und die Pinienkerne darin anbraten.
4. Anschließend die Tomaten, die Chilischote und die Oliven hinzufügen.
5. Danach die Limette und die Zitrone halbieren und jeweils eine Hälfte auspressen. Den Saft in die zweite Pfanne geben.
6. Zum Schluss die Zoodles in die Gemüsepfanne geben und nochmal alles kurz braten lassen. Nach eigenem Geschmack mit Salz und Pfeffer würzen.

REISNUDELN MIT GEMÜSE

ZUTATEN FÜR 2 PORTIONEN:

- 160 g Reisnudeln
- 100 g grüne Bohnen
- 1 Karotte
- 1 Zwiebel
- ½ Paprika
- 1 ½ EL Essig
- 1 EL Öl
- 2 EL Pad Thai Sauce
- 2 EL Sojasauce

Zubereitungszeit: 40 Minuten

NÄHRWERTE PRO PORTION:

Kalorien: 413 kcal
Kohlenhydrate: 73 g
Eiweiß: 10 g
Fett: 8 g

ZUBEREITUNG:

1. Die Bohnen etwa 4 Minuten in kochendes Wasser geben, anschließend abgießen und abschrecken. Gut abtropfen lassen und beiseitestellen.
2. Die Reisnudeln für etwa 30 Minuten in kaltem Wasser einweichen, bis sie biegsam sind.
3. Die Karotte schälen und in kleine Stücke schneiden. Die Zwiebel schälen, halbieren und hacken. Die Paprika waschen, den Strunk sowie die Innenwände entfernen und in kleine Stücke schneiden.
4. Öl in eine Pfanne geben und erhitzen. Die Reisnudeln beigeben, mit Essig, Pad Thai Sauce und Sojasauce ablöschen. Unter Rühren das Gemüse untermengen und erhitzen.
5. Auf 2 Teller anrichten und genießen.

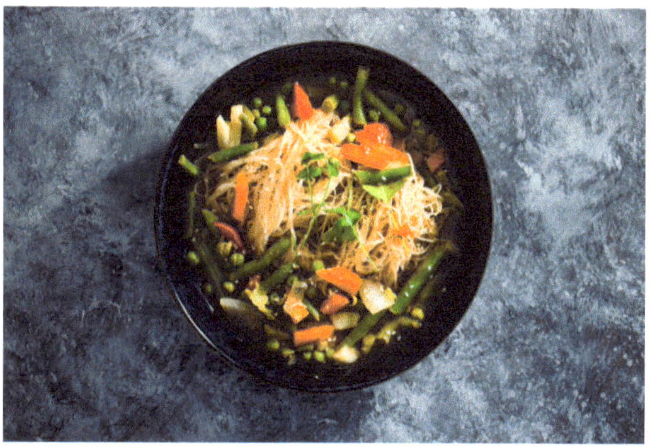

SPARGELAUFLAUF

ZUTATEN FÜR 2 PORTIONEN:

- 350 g Spargel, grün
- 4 Eier
- 30 g Feta
- 3 Streifen Bacon
- 1 ½EL Olivenöl

Zubereitungszeit: 10 Minuten, Backzeit: 25 Minuten

NÄHRWERTE PRO PORTION:

Kalorien: 256 kcal
Kohlenhydrate: 4 g
Eiweiß: 11 g
Fett: 21 g

ZUBEREITUNG:

1. Den Backofen zunächst auf 200° C vorheizen und eine Auflaufform mit etwas Öl einfetten.
2. Den Spargel waschen und in Rauten schneiden. Den Feta würfeln.
3. Nun den Bacon und den Spargel in die Auflaufform geben und mit etwas Olivenöl beträufeln.
4. Den Auflauf für 6 Minuten in den Backofen geben.
5. Anschließend den Feta hineinbröseln und die Eier hineinschlagen.
6. Alles nochmals für 20 Minuten backen.
7. Den Auflauf auf Tellern anrichten und genießen.

SÜSSE SPEISEN UND DESSERTS

ZABAIONE

ZUTATEN FÜR 2 PORTIONEN:

- 4 Eigelb
- 120 ml Champagner
- 4 TL Kokosblütenzucker
- 2 Prisen Kaffeepulver

Zubereitungszeit: 40 Minuten

NÄHRWERTE PRO PORTION:

Kalorien: 239 kcal
Kohlenhydrate: 12 g
Eiweiß: 7 g
Fett: 13 g

ZUBEREITUNG:

1. Zunächst einen Topf auf den Herd stellen und Eigelb, Champagner sowie Kokosblütenzucker hineingeben.
2. Unter ständigem Schlagen auf 70° C erhitzen. So wird die Creme dick und schaumig. Aber Vorsicht, die Creme darf zu keinem Zeitpunkt kochen. Besser den Topf ab und zu einmal vom Herd nehmen.
3. Die Zabaione in zwei Dessertgläser füllen und mit Kaffeepulver bestreuen.

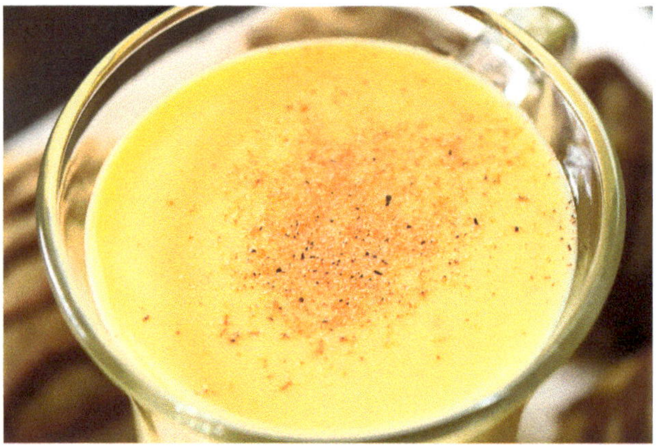

MOUSSE AU CHOCOLAT

ZUTATEN FÜR 2 PORTIONEN:

- 1 Avocado
- 15 g Proteinpulver, Schoko
- 15 g ungesüßter Kakao
- 10 g Ahornsirup
- 1 TL Kokosöl

Zubereitungszeit: 10 Minuten

NÄHRWERTE PRO PORTION:

Kalorien: 282 kcal
Kohlenhydrate: 16 g
Eiweiß: 9 g
Fett: 19 g

ZUBEREITUNG:

1. Die Avocado halbieren, vom Kern befreien und in eine Küchenmaschine geben.
2. Die übrigen Zutaten hinzufügen und gut miteinander vermixen.
3. Zum Schluss die Mousse in Dessertschalen geben und genießen.

EISKAFFEE

ZUTATEN FÜR 2 PORTIONEN:

- 200 g Skyr, Fruchtgeschmack nach Wahl
- 500 ml Kaffee, kalt
- 60 g Proteinpulver
- 60 ml Milch

Zubereitungszeit: 5 Minuten, Ruhezeit: 3 Stunden

NÄHRWERTE PRO PORTION:

Kalorien: 194 kcal
Kohlenhydrate: 13 g
Eiweiß: 23 g
Fett: 5 g

ZUBEREITUNG:

1. Zunächst den Skyr in eine Rührschüssel geben. Die Milch hinzufügen und cremig rühren.
2. Anschließend das Proteinpulver hinzugeben, vermengen und für 3 Stunden ins Gefrierfach stellen.
3. Zum Schluss den Kaffee in ein hohes Glas füllen und etwas von dem Eis aus dem Gefrierfach hineingeben. Nach Belieben z.B. mit Sahne garnieren.

SELBSTGEMACHTES EIS

ZUTATEN FÜR 2 PORTIONEN:

- 100 g Obst, tiefgekühlt, nach Wahl
- 60 g Vanille-Whey-Proteinpulver
- 200 ml Wasser
- Etwas Stevia, nach Geschmack

Zubereitungszeit: 5 Minuten, Ruhezeit: 60 Minuten

NÄHRWERTE PRO PORTION:

Kalorien: 134 kcal
Kohlenhydrate: 6 g
Eiweiß: 25 g
Fett: 1 g

ZUBEREITUNG:

1. Zunächst das Wasser in eine Schüssel geben und das Proteinpulver darin auflösen.
2. Anschließend die tiefgekühlten Früchte hinzugeben und mit Stevia süßen.
3. Alles in einen Mixer geben und fein pürieren.
4. Die Eismasse in den Gefrierschank stellen und etwa 3-4 Stunden kühlen, bevor das Eis serviert wird.

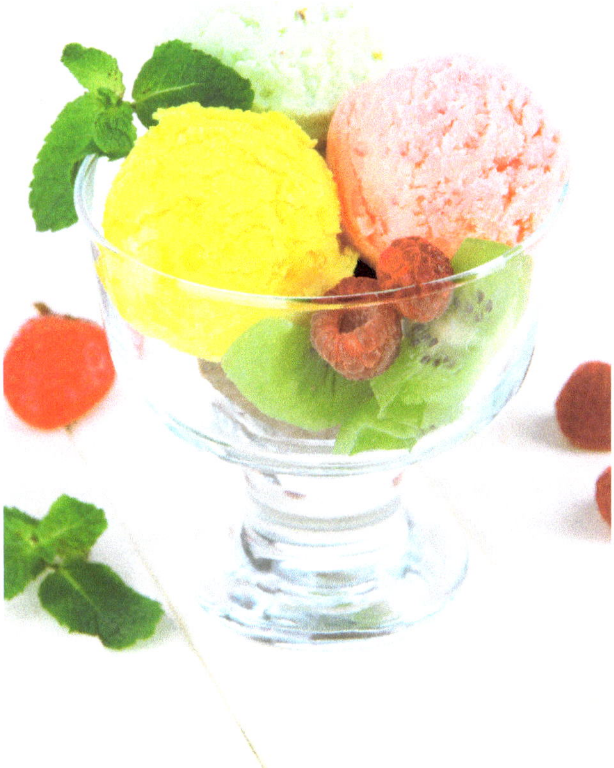

HIMBEER-ORANGEN-CREME

ZUTATEN FÜR 2 PORTIONEN:

- 500g Skyr, Himbeergeschmack
- 1 Orange
- 2 EL Cranberrys
- 6 EL Orangensaft
- 2 EL Vanillezucker

Zubereitungszeit: 15 Minuten

NÄHRWERTE PRO PORTION:

Kalorien: 280 kcal
Kohlenhydrate: 39 g
Eiweiß: 29 g
Fett: 1 g

ZUBEREITUNG:

1. Zuerst die Orange schälen und die Filets mit einem Messer herauslösen. Den Orangensaft in einen Topf füllen und die Orangenfilets sowie Cranberrys hinzugeben. Zum Kochen bringen und für 5 Minuten kochen lassen. Damit nichts ansetzt, gelegentlich umrühren.
2. Anschließend das Kompott auskühlen lassen und mit dem Vanillezucker nach Geschmack süßen.
3. Den Skyr mit 4 EL Orangensaft und 1 EL Vanillezucker cremig rühren und in Dessertgläser füllen. Das Kompott oben aufgeben und das leckere Dessert genießen.

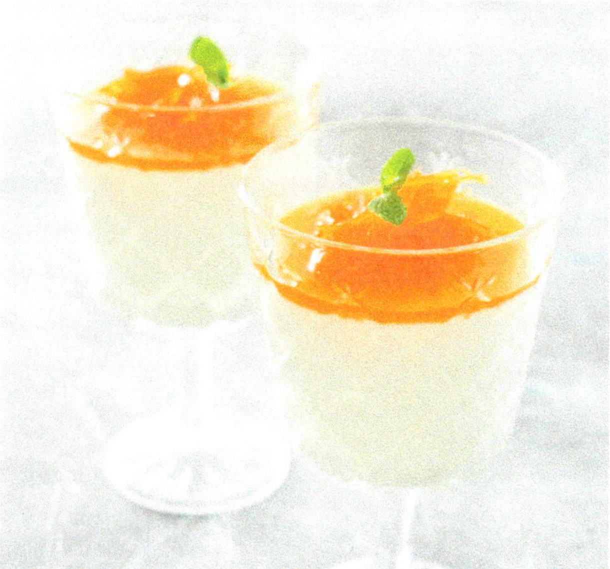

ERDBEER-VANILLE-CREME

ZUTATEN FÜR 2 PORTIONEN:

- 150 g Erdbeeren
- 200 ml Mandelmilch
- 2 EL rohes Kokosfett
- ½ TL Kokosnektar
- ½ TL Mandelextrakt
- ½ TL Vanilleextrakt
- 6 Tropfen Stevia

Zubereitungszeit: 10 Minuten, Kühlzeit: 60 Minuten

NÄHRWERTE PRO PORTION:

Kalorien: 198 kcal
Kohlenhydrate: 13 g
Eiweiß: 2 g
Fett: 16 g

ZUBEREITUNG:

1. Zuerst die Mandelmilch in einen Topf geben und erwärmen.
2. Die Erdbeeren waschen, das Grün entfernen und klein schneiden.
3. Die Mandelmilch zusammen mit den Erdbeeren, Kokosfett, Kokosnektar, Mandel- und Vanilleextrakt sowie Stevia in einen Mixer geben und pürieren.
4. Die Creme auf Schälchen aufteilen und für 1 Stunde kühlen lassen.

KURKUMA-MUFFINS

ZUTATEN FÜR 6 PORTIONEN:

- 65 g Mehl
- 50 g Xucker
- 50 g Halbfettmargarine
- 75 ml Sojadrink
- 25 g Kokosflocken
- 1 Eiersatz (½ EL Sojamehl vermischt mit 1-2 EL Wasser)
- ½ TL Kurkuma
- ½ TL Backpulver
- ¼ TL Vanilleextrakt
- ¼ TL Natron

Zubereitungszeit: 10 Minuten, Backzeit: 50 Minuten

NÄHRWERTE PRO PORTION:

Kalorien: 114 kcal
Kohlenhydrate: 9 g
Eiweiß: 2 g
Fett: 5 g

ZUBEREITUNG:

1. Als erstes den Backofen auf 180° C vorheizen und ein Muffinblech einfetten oder mit Papierförmchen auslegen.
2. Anschließend Mehl, Natron, Xucker, Backpulver und Margarine in eine Schüssel geben und verkneten. Nach und nach Sojamilch einrühren.
3. Danach den Eiersatz in die Schüssel geben und untermengen. Kurkuma, Kokosflocken und Vanilleextrakt ebenfalls hinzugeben und alles gut verkneten.
4. Den Teig in die vorbereiteten Förmchen füllen und für 50 Minuten im Ofen backen.

HEIDELBEER-VANILLE-MUFFINS

ZUTATEN FÜR 6 PORTIONEN:

- 125 g Skyr, Vanillegeschmack
- 75 g Heidelbeeren
- 1 Ei
- 25 g Eiweißpulver
- 25 g gemahlene Mandeln
- ½ Pck. Backpulver
- 1 ½ TL Stevia

Zubereitungszeit: 15 Minuten, Backzeit: 45 Minuten

NÄHRWERTE PRO PORTION:

Kalorien: 75 kcal
Kohlenhydrate: 3 g
Eiweiß: 8 g
Fett: 3 g

ZUBEREITUNG:

1. Zuerst den Backofen auf 150° C vorheizen.
2. Währenddessen das Ei zusammen mit dem Skyr in eine Rührschüssel geben und mit einem Handrührgerät schaumig schlagen.
3. Anschließend Eiweißpulver, Mandeln, Backpulver und Stevia in eine zweite Schüssel geben und vermischen.
4. Die Mandel-Masse esslöffelweise unter die Skyr-Masse heben und gut verkneten, bis ein homogener Teig entsteht.
5. Den Teig in die Muffinförmchen füllen, die gewaschenen Heidelbeeren in den Teig drücken und die Muffins für 45 Minuten backen.

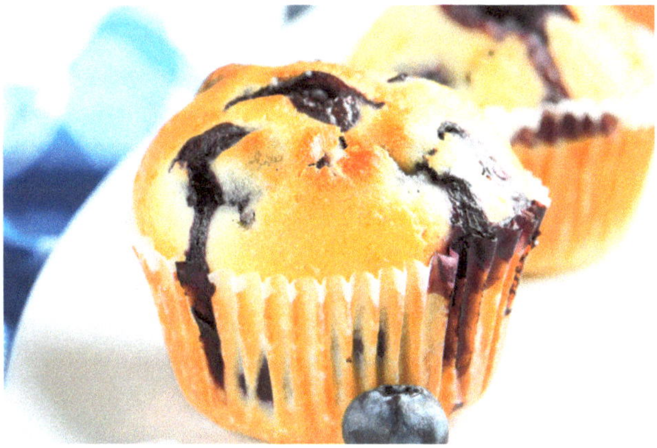

LOW CARB BANANENWAFFELN

ZUTATEN FÜR 4 PORTIONEN:

- 100 g Skyr
- 50 g Weizenmehl
- 1 Banane
- 2 Eier
- ½ TL Backpulver

Zubereitungszeit: 15 Minuten

NÄHRWERTE PRO PORTION:

Kalorien: 124 kcal
Kohlenhydrate: 17 g
Eiweiß: 7 g
Fett: 3 g

ZUBEREITUNG:

1. Zunächst die Banane schälen und in Scheiben schneiden. In einen Mixer geben und pürieren.
2. Das Bananenpüree zusammen mit den Eiern in eine Schüssel geben und schaumig rühren.
3. Nun Skyr, Backpulver und Mehl in die Schüssel dazugeben und alles zu einem homogenen Teig vermengen.
4. Ein Waffeleisen aufheizen und den Teig esslöffelweise hineingeben. Die Waffeln darin goldgelb ausbacken.

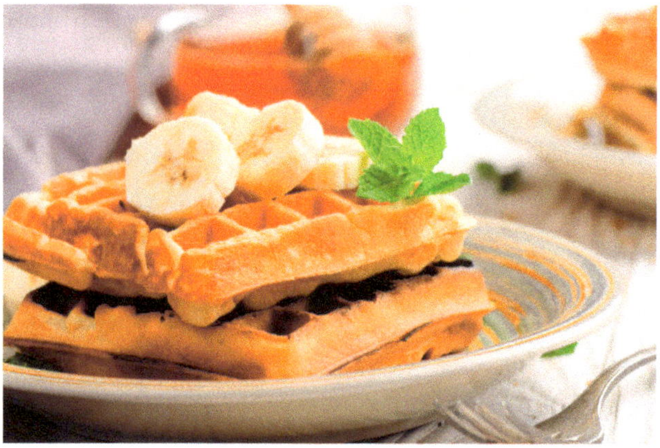

MANDEL-KOKOS-WAFFELN

ZUTATEN FÜR 4 PORTIONEN:

- 4 Eier
- 20 g Butter
- 100 g Magerquark
- 50 ml Schlagsahne, fettarm
- 30 g Mandeln, gemahlen
- 30 g Kokosraspeln
- 30 g Erythrit
- 1 TL Zimt
- 1 TL Flohsamenschalen
- 1 TL Vanillepulver

Zubereitungszeit: 15 Minuten

NÄHRWERTE PRO PORTION:

Kalorien: 274 kcal
Kohlenhydrate: 4 g
Eiweiß: 11 g
Fett: 23 g

ZUBEREITUNG:

1. Zunächst Eier, Butter, Schlagsahne sowie Quark in eine Schüssel geben und mit dem Handrührgerät vermischen.
2. In einer weiteren Schüssel Mandeln, Kokosraspeln, Erythrit, Zimt, Flohsamenschalen und Vanillepulver vermengen.
3. Nun den Inhalt der zweiten Schüssel in die erste Schüssel füllen und alles gut miteinander verrühren.
4. Ein Waffeleisen einfetten und die Waffeln nach und nach backen.

SKYR-ERDBEER-DESSERT

ZUTATEN FÜR 2 PORTIONEN:

- 500 g Skyr
- 250 g Erdbeeren, frisch
- 2 TL Agavendicksaft

Zubereitungszeit: 5 Minuten

NÄHRWERTE PRO PORTION:

Kalorien: 240 kcal
Kohlenhydrate: 28 g
Eiweiß: 29 g
Fett: 1 g

ZUBEREITUNG:

1. Zunächst die Erdbeeren waschen, das Grün entfernen und kleinschneiden.
2. Die Erdbeeren in eine Schüssel geben und mit dem Agavendicksaft süßen.
3. Anschließend den Skyr hinzugeben und alles vorsichtig vermengen.
4. In Dessertgläsern anrichten und servieren.

VANILLEBIRNE

ZUTATEN FÜR 2 PORTIONEN:

- 4 Birnen
- 400 ml heller Traubensaft
- 1 Vanilleschote
- ½ TL Kardamom, gemahlen

Zubereitungszeit: 5 Minuten, Backzeit: 15 Minuten

NÄHRWERTE PRO PORTION:

Kalorien: 293 kcal
Kohlenhydrate: 64 g
Eiweiß: 2 g
Fett: 1 g

ZUBEREITUNG:

1. Den Backofen zunächst auf 185° C vorheizen.
2. Die Birnen schälen, die Kerne entfernen und in Spalten schneiden. Die Birnenspalten in eine Auflaufform verteilen und mit dem Traubensaft übergießen. Mit Kardamom und der Vanilleschote würzen und 15 Minuten lang im Ofen backen.
3. Die Vanillebirnen passen sehr gut zu Amaranth-Brei oder einem Frühstücksporridge.

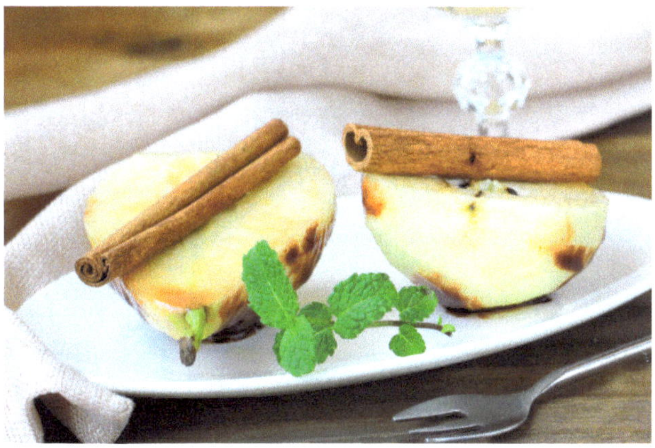

APFEL-TIRAMISU

ZUTATEN FÜR 4 PORTIONEN:

- 250 g Magerquark
- 100 g Frischkäse mit Joghurt, 0,2% Fett
- 35 g Löffelbiskuit
- ½ Tasse Espresso
- 2 EL Puderzucker
- 2 Äpfel
- 2 TL Agavendicksaft
- ¼ Zitrone
- Etwas Kakaopulver

Zubereitungszeit: 30 Minuten, Ruhezeit: 4 Stunden

NÄHRWERTE PRO PORTION:

Kalorien: 134 kcal
Kohlenhydrate: 21 g
Eiweiß: 11 g
Fett: 1 g

ZUBEREITUNG:

1. Zunächst den Espresso mit 1 TL Agavendicksaft süßen. Die Äpfel schälen, entkernen und in dünne Scheiben schneiden.
2. Im Anschluss die Apfelscheiben zusammen mit 2 EL Wasser, dem restlichen Agavendicksaft, Zitronensaft und 1 TL Zitronenschalen in einen Topf geben und aufkochen, die Hitze reduzieren und für 3-5 Minuten köcheln lassen.
3. Das Apfelkompott in eine Schüssel füllen und erkalten lassen.
4. In der Zwischenzeit Magerquark, Frischkäse und Puderzucker in eine Schüssel geben und cremig rühren.
5. Nun die Löffelbiskuits in eine Auflaufform geben, mit etwas Espresso beträufeln und Apfelkompott sowie Quarkcreme darüber geben.
6. Zugedeckt sollte das Tiramisu mindestens 4 Stunden kaltgestellt werden.
7. Vor dem Servieren noch etwas Kakaopulver über das Tiramisu streuen.

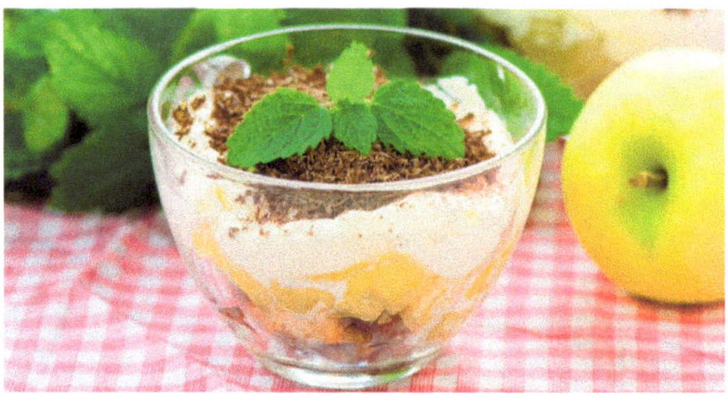

GEBRATENE ANANAS

ZUTATEN FÜR 2 PORTIONEN:

- 100 g Ananas
- 1 EL Agavendicksaft
- 2 EL Chiasamen
- 1 EL Paniermehl
- 50 g Mandeln, gehackt
- 1 Prise Zimt
- 1 Prise Vanillepulver
- 1 EL Kokosöl

Zubereitungszeit: 10 Minuten

NÄHRWERTE PRO PORTION:

Kalorien: 278 kcal
Kohlenhydrate: 19 g
Eiweiß: 9 g
Fett: 17 g

ZUBEREITUNG:

1. Zunächst die Ananas schälen, in Scheiben schneiden und mit Agavendicksaft einpinseln.
2. Anschließend den Großteil der Chiasamen und Mandeln in eine Schale geben und mit Paniermehl, Zimt und Vanillepulver vermischen.
3. Die Ananasscheiben in die Mischung legen und wenden.
4. Das Öl in einer Pfanne erhitzen und die Ananas darin ausbacken.
5. Die gebratene Ananas auf Tellern anrichten und mit den restlichen Chiasamen und Mandeln bestreuen.

SCHOKOPUDDING

ZUTATEN FÜR 2 PORTIONEN:

- 2 Bananen
- 1 Avocado
- 3 EL Kakaopulver
- 1 EL Agavendicksaft

Zubereitungszeit: 5 Minuten

NÄHRWERTE PRO PORTION:

Kalorien: 358 kcal
Kohlenhydrate: 40 g
Eiweiß: 5 g
Fett: 18 g

ZUBEREITUNG:

1. Die Bananen schälen und klein schneiden. Die Avocado halbieren, entsteinen und das Fruchtfleisch mit einem Löffel entfernen.
2. Bananen, Avocado und Kakaopulver in eine Schüssel geben und fein pürieren.
3. Anschließend mit dem Agavendicksaft süßen und kaltstellen, bis der Pudding serviert wird.

JOGHURT AUS DEM ORIENT

ZUTATEN FÜR 2 PORTIONEN:

- 100 g griechischer Joghurt, fettarm
- 50 g Magerquark
- 25 g Walnusskerne
- 1 Orange
- ¼ TL Zimt

Zubereitungszeit: 20 Minuten

NÄHRWERTE PRO PORTION:

Kalorien: 142 kcal
Kohlenhydrate: 9 g
Eiweiß: 8 g
Fett: 8 g

ZUBEREITUNG:

1. Zunächst die Walnüsse in eine Pfanne geben und anrösten. Anschließend auskühlen lassen.
2. Danach die Schale der Orange abschälen und das Fruchtfleisch in Scheiben schneiden. Dabei den Saft auffangen.
3. Walnüsse und Orangenscheiben zusammen in Dessertgläser füllen.
4. Nun aus Joghurt, Magerquark und Orangensaft eine Creme rühren und diese ebenfalls in die Gläser füllen.
5. Zum Schluss mit Zimt verfeinern.

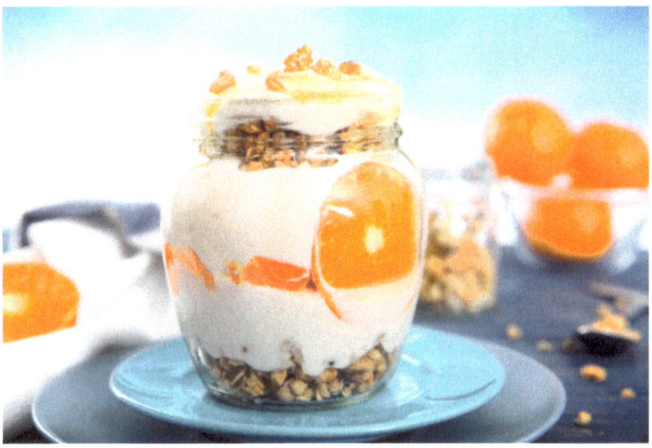

MILCHREIS

ZUTATEN FÜR 2 PORTIONEN:

- 150 g Milchreis
- 700 ml Sojamilch
- 100 g Erdbeeren
- 100 g Brombeeren
- 100 g Himbeeren
- 2 EL Kokosblütenzucker
- 1 Prise Salz
- 1 Prise Zimt

Zubereitungszeit: 30 Minuten

NÄHRWERTE PRO PORTION:

Kalorien: 503 kcal
Kohlenhydrate: 90 g
Eiweiß: 14 g
Fett: 8 g

ZUBEREITUNG:

1. Zuerst die Sojamilch und etwas Salz in einen Topf geben und den Reis unter Rühren darin kochen.
2. In der Zwischenzeit die Beeren waschen und halbieren.
3. Anschließend den Zucker in einen zweiten Topf geben, Zimt und Beeren hinzufügen und alles erhitzen.
4. Die warmen Beeren über den Milchreis geben und genießen.

SNACKS

KÖRNER-CRACKER

ZUTATEN FÜR 2 PORTIONEN:

- 80 g Chiasamen
- 80 g Kürbiskerne
- 80 g Sesamsamen
- 80 g Sonnenblumenkerne
- 1 Knoblauchzehe
- 300 ml Wasser
- ½ TL Cayennepfeffer
- 1 Prise Salz

Zubereitungszeit: 25 Minuten, Backzeit: 55 Minuten

NÄHRWERTE PRO PORTION:

Kalorien: 334 kcal
Kohlenhydrate: 6 g
Eiweiß: 16 g
Fett: 26 g

ZUBEREITUNG:

1. Den Ofen auf 150° C vorheizen und ein Backblech mit Backpapier auslegen
2. Nun den Knoblauch schälen und hacken. Zusammen mit Chiasamen, Kürbiskernen, Sesam, Sonnenblumenkernen und Wasser in einer Schüssel vermengen und mit Cayennepfeffer und Salz würzen. Den Teig für 15 Minuten quellen lassen. Die Chiasamen sollten das komplette Wasser aufgesogen haben.
3. Den Teig Teelöffelweise auf das Backblech geben und zunächst für 30 Minuten backen. Die Cracker wenden und nochmals für 25 Minuten fertigbacken.

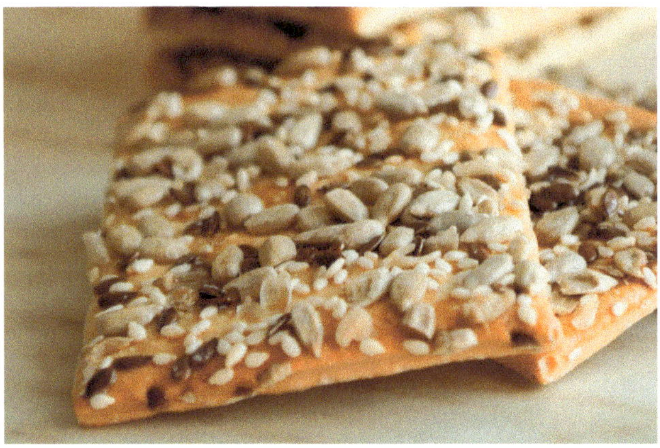

MÜSLIKEKSE

ZUTATEN FÜR 12 PORTIONEN:

- 125 g Skyr
- 25 g Kokosmehl
- 10 g Chiasamen
- 10 g Dinkelkleie
- 1 TL Flohsamenschalen
- ½ Ei
- ½ TL Backpulver
- Einige Himbeeren oder Obst nach Wahl
- 40 g Erythrit

Zubereitungszeit: 10 Minuten, Backzeit: 20 Minuten

NÄHRWERTE PRO PORTION:

Kalorien: 24 kcal
Kohlenhydrate: 2 g
Eiweiß: 2 g
Fett: 1 g

ZUBEREITUNG:

1. Skyr, Himbeeren und Erythrit in eine Schüssel geben und vermengen.
2. Die restlichen Zutaten hinzugeben und verkneten.
3. Aus dem Teig mit den Händen 12 Kekse formen und diese auf ein mit Backpapier ausgelegtes Backblech legen.
4. Die Kekse für 20 Minuten bei 180° C backen.

NUSS-SCHOKOLADEN-DOPPELKEKSE

ZUTATEN FÜR 8 PORTIONEN:

- 150 g Haselnüsse, gemahlen
- 1 Ei
- 55 g Butter
- 60 g Erythrit
- 30 g Erythrit Puderzucker
- 45 ml Walnussöl
- 1 TL Backpulver
- 1 Fläschchen Vanille-Aroma
- 1 Prise Salz
- 50 g Zartbitter-Schokolade
- Backpapier

Zubereitungszeit: 25 Minuten, Backzeit: 10 Minuten

NÄHRWERTE PRO PORTION:

Kalorien: 262 kcal
Kohlenhydrate: 5 g
Eiweiß: 4 g
Fett: 24 g

ZUBEREITUNG:

1. Das Ei in eine Schüssel schlagen. Haselnüsse, Erythrit, Walnussöl, 20 g Butter, Backpulver, ½ TL Vanille-Aroma sowie Salz hinzugeben und zu einem Teig verkneten.
2. Ein Backblech mit Backpapier auslegen.
3. Den Keks-Teig auf einer bemehlten Arbeitsfläche ausrollen und 8 Kekse ausstechen. Diese auf das Backblech legen.
4. Für 10 Minuten bei 160° C backen.
5. Währenddessen die Schokolade hacken und in eine Schale geben. Diese über einem Wasserbad schmelzen lassen.
6. Anschließend 35 g Butter, das restliche Vanille-Aroma und den Puderzucker verrühren.
7. Die Kekse aus dem Ofen nehmen und etwas abkühlen lassen.
8. Einen Keks auf der Unterseite mit der Creme bestreichen, einen zweiten daraufsetzen und anschließend trocknen lassen.

KÜRBIS-COOKIES MIT SCHOKOLADE

ZUTATEN FÜR 12 PORTIONEN:

- 180 g Kürbispüree
- 120 g Erdnussbutter
- 1 Ei
- 50 g Kokosblütenzucker
- 30 g Whey Protein, Vanille
- 50 g Chocolate Chips
- 100 g gemahlene Mandeln

Zubereitungszeit: 15 Minuten, Backzeit: 13-15 Minuten

NÄHRWERTE PRO PORTION:

Kalorien: 173 kcal
Kohlenhydrate: 9 g
Eiweiß: 7 g
Fett: 11 g

ZUBEREITUNG:

1. Zunächst den Backofen auf 180° C vorheizen und ein Backbleck mit Backpapier auslegen.
2. Nun alle Zutaten miteinander vermengen, bis ein glatter Teig entsteht.
3. 1 gehäuften EL jeweils vom Teig nehmen und auf das Backbleck legen. Den Teig anschließend zu Cookies formen.
4. Die 12 Kekse auf zwei Backbleche verteilen.
5. Für 13-15 Minuten in den Ofen geben und backen, anschließend genießen.

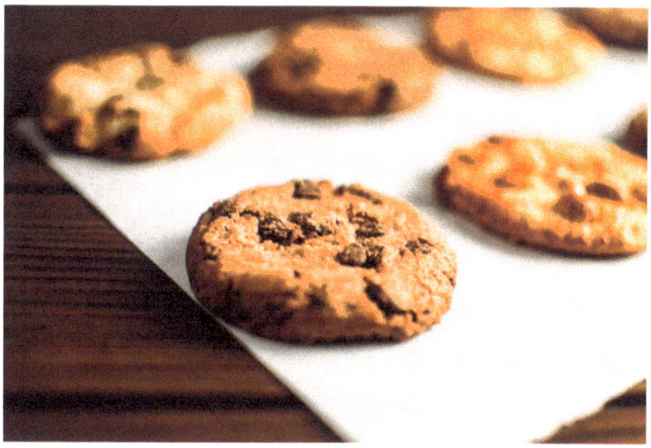

ZUCCHINIBÄLLCHEN

ZUTATEN FÜR 4 PORTIONEN:

- 900 g Zucchini
- 1 Zitrone
- 4 Eier
- 3 EL Mandelmehl
- 120 g Käse, gerieben
- 2 Zwiebeln
- 2 EL Öl
- 1 Prise Salz

Zubereitungszeit: 20 Minuten, Ziehzeit: 30 Minuten

NÄHRWERTE PRO PORTION:

Kalorien: 302 kcal
Kohlenhydrate: 8 g
Eiweiß: 23 g
Fett: 17 g

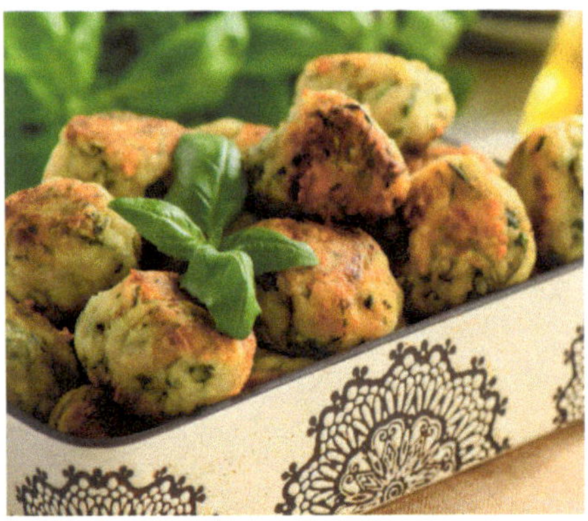

ZUBEREITUNG:

1. Zunächst die Zucchini waschen, die Enden abschneiden und diese über einer Reibe fein raspeln.
2. Im Anschluss die Zitrone halbieren, ausdrücken und den Saft dabei auffangen.
3. Den Zitronensaft zu den Zucchini geben, vermischen und mit Salz abschmecken. Anschließend für 30 Minuten durchziehen lassen.
4. Währenddessen die Zwiebeln schälen, halbieren und fein hacken. In eine Schüssel geben und mit Käse, Eiern und Mandelmehl verrühren.
5. Nun die Zucchini ausdrücken und zum Teig geben. Alles gut vermischen. Mit Salz abschmecken und aus dem Teig kleine Bällchen formen.
6. Öl in einer Pfanne erhitzen und die Zucchinibällchen darin von allen Seiten gut anbraten.

CHIPS

ZUTATEN FÜR 2 PORTIONEN:

- 1 Kartoffel
- 1 Violetta Kartoffel
- 80 g Süßkartoffeln
- 1 EL Apfelessig
- 1 EL Walnussöl
- 1 TL Rosmarin, gehackt
- Salz und Pfeffer

Zubereitungszeit: 10 Minuten, Backzeit: 25 Minuten

NÄHRWERTE PRO PORTION:

Kalorien: 153 kcal
Kohlenhydrate: 24 g
Eiweiß: 2 g
Fett: 5 g

ZUBEREITUNG:

1. Zuerst die Kartoffeln schälen und in dünne Scheiben schneiden. Die Kartoffelscheiben in eine Schüssel legen.
2. Aus Apfelessig, Walnussöl, Rosmarin, Salz und Pfeffer eine Marinade herstellen und diese über die Kartoffeln geben. Alles gut vermengen.
3. Ein Backblech mit Backpapier auslegen und die Kartoffeln darauf verteilen.
4. Bei 190° C für 25 Minuten backen.

ERDBEERBÄLLCHEN

ZUTATEN FÜR 10 PORTIONEN:

- 100 g Erdbeeren
- 100 g Haferflocken
- 50 g Mandeln
- 50 g Chiasamen
- 2 EL Kokosöl

Zubereitungszeit: 15 Minuten

NÄHRWERTE PRO PORTION:

Kalorien: 95 kcal
Kohlenhydrate: 7 g
Eiweiß: 4 g
Fett: 5 g

ZUBEREITUNG:

1. Die Mandeln und die Haferflocken in einen Mixer geben und mahlen.
2. Anschließend das Kokosöl in einen Topf geben und schmelzen lassen. Dieses Öl zusammen mit den Erdbeeren zu der Mandelmischung geben und vermengen.
3. Aus der Masse mit angefeuchteten Händen 10 Bällchen formen.
4. Die Bällchen in den Chiasamen wälzen und genießen.

KOKOSBÄLLCHEN

ZUTATEN FÜR 12 PORTIONEN:

- 40 g Eiweiß
- 30 g Erythrit
- 60 g Kokosraspeln
- 20 g Zartbitter-Schokolade
- 2 EL Kokosöl
- ½ TL Vanille-Aroma
- 1 Prise Salz
- Backpapier

Zubereitungszeit: 20 Minuten, Backzeit: 15 Minuten

NÄHRWERTE PRO PORTION:

Kalorien: 46 kcal
Kohlenhydrate: 2 g
Eiweiß: 1 g
Fett: 4 g

ZUBEREITUNG:

1. Zunächst den Ofen auf 200° C vorheizen und ein Backblech mit Backpapier auslegen.
2. Die Kokosraspeln auf dem Backblech verteilen und für 4 Minuten in den Ofen geben.
3. Nun das Eiweiß in ein hohes Rührgefäß geben und zu Schnee schlagen.
4. Erythrit, Kokosraspeln, Vanille-Aroma sowie Salz zum Eischnee geben und vorsichtig vermengen.
5. Aus dem Teig Bällchen formen und diese auf das Backblech legen.
6. Für 15 Minuten in den Ofen geben und backen.
7. Währenddessen die Schokolade hacken und zusammen mit dem Kokosöl über einem Wasserbad schmelzen lassen.
8. Die fertig gebackenen Bällchen mit der Schokolade verzieren und abkühlen lassen.

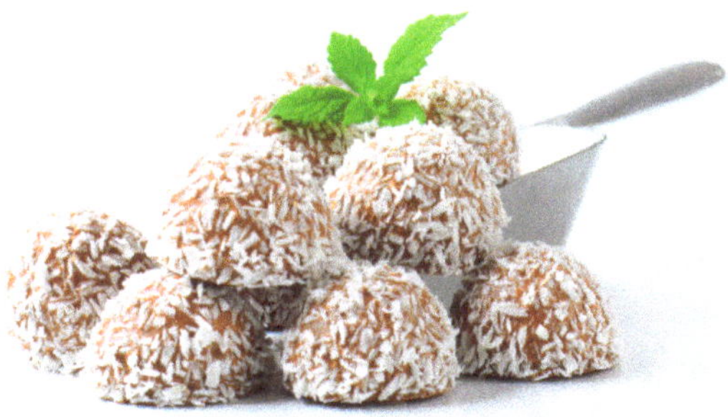

AUBERGINEN-SANDWICH

ZUTATEN FÜR 2 PORTIONEN:

- 1 Aubergine
- 1 Tomate
- 2 Scheiben gekochter Schinken
- 2 Scheiben Bergkäse
- ½ Gurke
- Etwas Salz
- 3 EL Öl

Zubereitungszeit: 20 Minuten, Backzeit: 15 Minuten

NÄHRWERTE PRO PORTION:

Kalorien: 258 kcal
Kohlenhydrate: 7 g
Eiweiß: 10 g
Fett: 19 g

ZUBEREITUNG:

1. Den Backofen zunächst auf 250°C vorheizen.
2. Die Aubergine waschen und der Länge nach in vier Scheiben schneiden, mit Salz bestreuen und ca. 10 Minuten einwirken lassen.
3. Im Anschluss die Aubergine trockentupfen und mit Öl einpinseln, auf ein Grillrost legen und ca. 15 Minuten backen.
4. Schinken, Käse, Tomate und Gurke auf je eine Scheibe Aubergine geben, die andere Scheibe darauflegen und servieren.

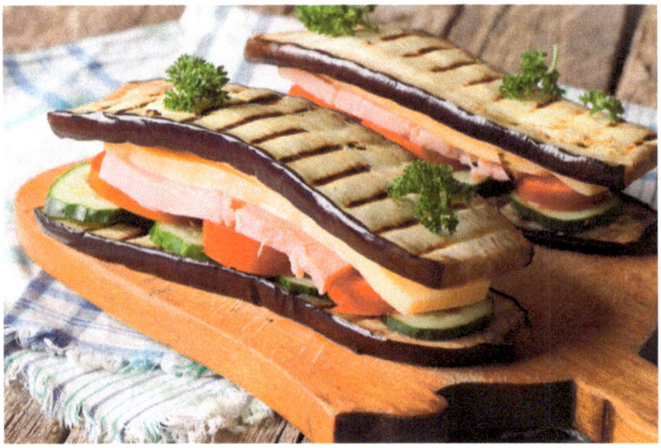

GEFÜLLTE AVOCADO

ZUTATEN FÜR 2 PORTIONEN:

- 2 Avocado
- 2 Tomaten
- 100 g Feta
- Etwas Rucola
- Salz und Pfeffer

Zubereitungszeit: 10 Minuten

NÄHRWERTE PRO PORTION:

Kalorien: 544 kcal
Kohlenhydrate: 22 g
Eiweiß: 13 g
Fett: 43 g

ZUBEREITUNG:

1. Die Avocado der Länge nach halbieren, den Stein entfernen, das Fruchtfleisch mit einem Löffel herauslösen und mit Salz und Pfeffer würzen.
2. Die Tomaten halbieren und den Feta zerbröseln. Beides in die Avocado geben.
3. Mit Rucola garnieren und auf Tellern serviert genießen.

ARMER RITTER EINMAL ANDERS

ZUTATEN FÜR 2 PORTIONEN:

- 2 Scheiben Toastbrot
- 100 ml Kirschsaft
- 100 ml Cashew-Milch
- 1 EL Sojamehl
- 1 EL Kokosöl
- 1 EL Agavendicksaft

Zubereitungszeit: 15 Minuten

NÄHRWERTE PRO PORTION:

Kalorien: 131 kcal
Kohlenhydrate: 21 g
Eiweiß: 4 g
Fett: 3 g

ZUBEREITUNG:

1. Zuerst das Sojamehl in eine Schüssel geben.
2. Kirschsaft und Cashew-Milch hinzugeben und vermengen. Mit dem Agavendicksaft süßen.
3. Anschließend die Brote in die Mischung legen und einige Minuten ziehen lassen.
4. Währenddessen das Kokosöl in einer Pfanne erhitzen und die Armen Ritter darin goldgelb ausbacken.
5. Auf Tellern anrichten und genießen.

GARNELENSPIESSE

ZUTATEN FÜR 2 PORTIONEN:

- 250 g Garnelen
- 1 Chili
- 2 Knoblauchzehen
- 1 EL Olivenöl
- 1 Prise Meersalz
- Holzspieße

Zubereitungszeit: 10 Minuten

NÄHRWERTE PRO PORTION:

Kalorien: 201 kcal
Kohlenhydrate: 4 g
Eiweiß: 26 g
Fett: 9 g

ZUBEREITUNG:

1. Zuerst die Garnelen waschen und trocken tupfen.
2. Die Chili halbieren, entkernen und fein hacken. Den Knoblauch schälen und ebenfalls fein hacken.
3. Im Anschluss die Garnelen auf Holzspieße stecken. Das Öl in der Pfanne erhitzen und die Spieße zusammen mit dem Knoblauch und dem Chili scharf anbraten.
4. Zum Schluss die Spieße mit Meersalz abschmecken und servieren.

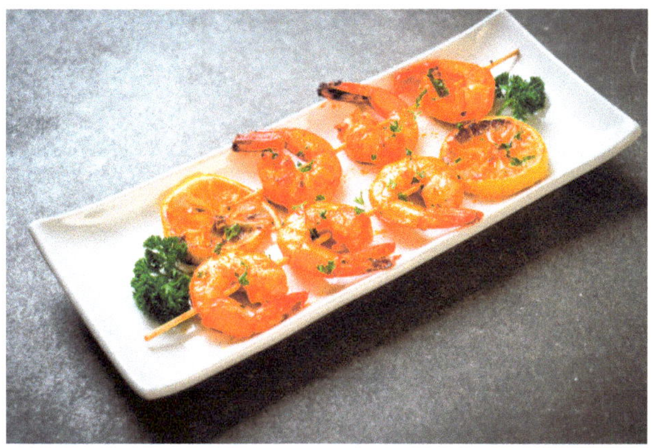

TOMATE-MOZZARELLA

ZUTATEN FÜR 2 PORTIONEN:

- 1 Kugel Mozzarella
- 300 g Tomaten
- Einige Blätter Basilikum
- 3 EL Balsamico
- 3 EL Olivenöl
- 2 Knoblauchzehen
- Salz und Pfeffer

Zubereitungszeit: 15 Minuten

NÄHRWERTE PRO PORTION:

Kalorien: 428 kcal
Kohlenhydrate: 16 g
Eiweiß: 14 g
Fett: 33 g

ZUBEREITUNG:

1. Zunächst die Tomaten waschen, den Strunk entfernen und in Scheiben schneiden.
2. Den Mozzarella ebenfalls in Scheiben schneiden und das Basilikum kleinhacken.
3. Nun den Knoblauch schälen und fein hacken. Zusammen mit Balsamico, Olivenöl, Salz und Pfeffer zu einem Dressing verarbeiten.
4. Tomaten und Mozzarella abwechselnd auf einem Teller anrichten, mit dem Basilikum bestreuen und mit dem Dressing beträufeln.

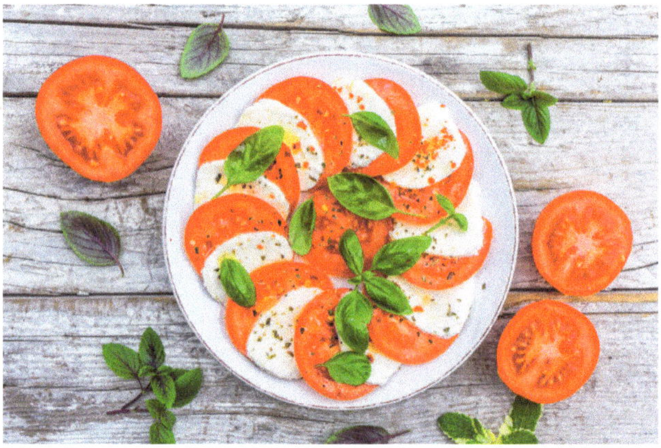

HERZHAFTE WAFFELN

ZUTATEN FÜR 2 PORTIONEN:

- 100 g Mehl
- 100 ml Mandelmilch
- 20 ml Mineralwasser
- 1 Knoblauchzehe
- ½ Zwiebel
- ½ TL Flohsamenschalen
- ½ TL Thymian
- ½ TL Backpulver
- 1 TL Sesamöl
- 1 Prise Salz

Zubereitungszeit: 15 Minuten

NÄHRWERTE PRO PORTION:

Kalorien: 264 kcal
Kohlenhydrate: 42 g
Eiweiß: 6 g
Fett: 8 g

ZUBEREITUNG:

1. Zunächst den Knoblauch schälen und fein hacken. Die Zwiebel schälen, halbieren und in Würfel schneiden.
2. Anschließend alle Zutaten zusammen in eine Schüssel geben und mit einem Handrührgerät gut vermischen.
3. Ein Waffeleisen einfetten und die Waffeln darin backen.

SOMMERLICHES CARPACCIO

ZUTATEN FÜR 2 PORTIONEN:

- ½ Ananas
- 2 Kugeln Frozen Yoghurt
- ½ Limette
- 2 Erdbeeren

Zubereitungszeit: 10 Minuten

NÄHRWERTE PRO PORTION:

Kalorien: 222 kcal
Kohlenhydrate: 41 g
Eiweiß: 5 g
Fett: 7 g

ZUBEREITUNG:

1. Die Erdbeeren waschen und das Grün entfernen.
2. Die Ananas schälen, den Strunk entfernen und das Fruchtfleisch in dünne Scheiben schneiden. Diese Scheiben auf einem Teller fächerförmig anrichten.
3. Die Limette auspressen und den Saft über die Ananas träufeln.
4. Eine Kugel Frozen Yoghurt auf das Ananas-Carpaccio geben und mit den Erdbeeren garniert servieren.

FRÜHLINGSROLLEN

ZUTATEN FÜR 12 PORTIONEN:

- 4 Reisblätter
- 4 Blatt Eisbergsalat
- 20 g Rotkohl
- ½ Salatgurke
- ½ Möhre
- 1 EL Koriander
- 1 EL Sojasauce
- 1 EL Sesam, geröstet
- Saft einer Limette

Zubereitungszeit: 15 Minuten

NÄHRWERTE PRO PORTION:

Kalorien: 149 kcal
Kohlenhydrate: 23 g
Eiweiß: 4 g
Fett: 3 g

ZUBEREITUNG:

1. Zunächst die Möhre schälen und raspeln. Die Salatblätter waschen und klein schneiden. Die Gurke waschen und in kleine Würfel schneiden. Den Rotkohl raspeln. Den Koriander putzen und hacken. Alles zusammen gut vermischen.
2. Die Reisblätter mit nassen Händen befeuchten, die Möhrenmischung auflegen und einrollen.
3. Limettensaft, Sojasauce und Sesam in ein Schälchen geben und vermengen.
4. Die Frühlingsrollen zusammen mit dem Sesamdip servieren und genießen.

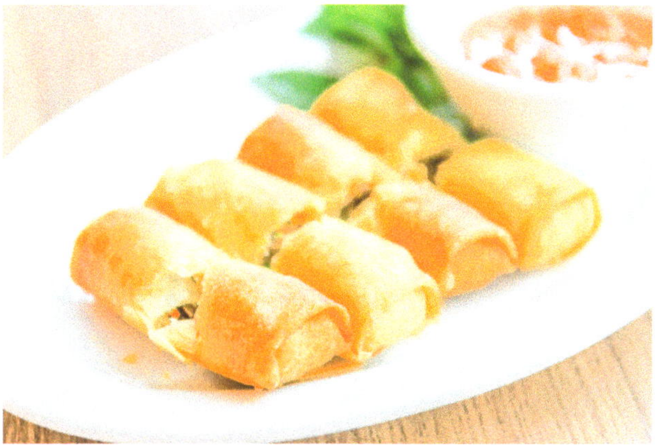

AUFSTRICHE UND DIPS

TZATZIKI

ZUTATEN FÜR 2 PORTIONEN:

- 500 g Skyr
- 1 Knoblauchzehe
- 1 TL hellen Balsamico
- 1 TL Olivenöl
- ½ TL Kräutersalz
- ½ TL Erythrit
- Salatgurke
- Salz und Pfeffer

Zubereitungszeit: 10 Minuten

NÄHRWERTE PRO PORTION:

Kalorien: 191 kcal
Kohlenhydrate: 13 g
Eiweiß: 28 g
Fett: 2 g

ZUBEREITUNG:

1. Die Gurke schälen und die Kerne mit einem Teelöffel herauslösen. Anschließend fein reiben und in ein Sieb geben. Etwas salzen und entwässern lassen. Je weniger Wasser noch in der Gurke ist, desto besser.
2. Den Knoblauch schälen und pressen.
3. Den Skyr zusammen mit Essig, Öl, Erythrit, Salz und Pfeffer vermischen und die entwässerte Gurke einrühren. Zum Schluss nochmal mit Salz und Pfeffer abschmecken und genießen.

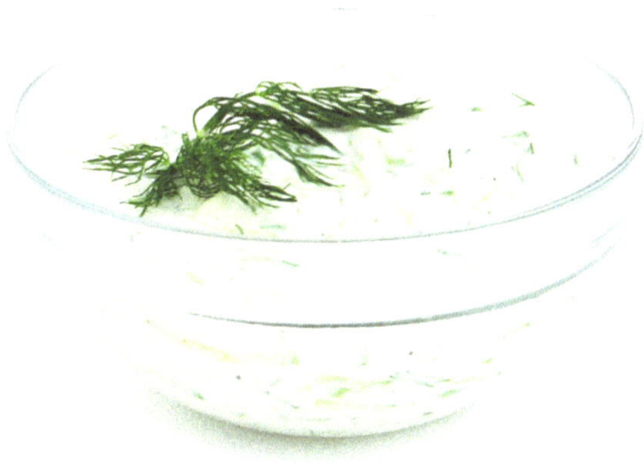

KRESSE-DIP

ZUTATEN FÜR 2 PORTIONEN:

- 125 g Skyr (fettarm), 0,2 %
- ½ EL Petersilie, gehackt
- ½ TL Zitronensaft
- ¼ Beet Kresse
- 1 TL Apfelessig
- 1 Msp. Knoblauchpulver
- 1 TL Ahornsirup
- 1 TL Leinöl
- ½ TL Dijon-Senf
- Salz und Pfeffer

Zubereitungszeit: 5 Minuten

NÄHRWERTE PRO PORTION:

Kalorien: 84 kcal
Kohlenhydrate: 6 g
Eiweiß: 8 g
Fett: 3 g

ZUBEREITUNG:

1. Die Kresse abschneiden und zusammen mit Skyr, Petersilie, Zitronensaft, Apfelessig, Knoblauchpulver, Ahornsirup, Leinöl, Senf, Salz und Pfeffer in einen Mixer geben und pürieren.
2. Anschließend noch etwas abschmecken und z.B. zum Grillen servieren.

LACHS-AUFSTRICH

ZUTATEN FÜR 2 PORTIONEN:

- 170 g Skyr
- 125 g Stremellachs
- ½ Bund Dill
- ½ TL Kapern
- 1 Prise Zucker
- 1 Schalotte
- Salz und Pfeffer

Zubereitungszeit: 10 Minuten

NÄHRWERTE PRO PORTION:

Kalorien: 193 kcal
Kohlenhydrate: 5 g
Eiweiß: 25 g
Fett: 9 g

ZUBEREITUNG:

1. Den Lachs häuten und mit einer Gabel kleinzupfen.
2. Den Dill waschen und fein hacken. Die Schalotte schälen, halbieren und würfeln. Die Kapern kleinschneiden.
3. Den Skyr zusammen mit Kapern, Dill, Schalotten sowie Lachs vermengen und mit Salz, Pfeffer und Zucker abschmecken.

PAPRIKA-MÖHREN-AUFSTRICH

ZUTATEN FÜR 2 PORTIONEN:

- 500 g Skyr
- 1 Karotte
- 1 Paprikaschote
- 4 EL Tomatenmark
- 1 Prise Erythrit
- Etwas Chilipulver
- Salz und Pfeffer
- 8 EL Schnittlauch

Zubereitungszeit: 10 Minuten

NÄHRWERTE PRO PORTION:

Kalorien: 248 kcal
Kohlenhydrate: 23 g
Eiweiß: 30 g
Fett: 2 g

ZUBEREITUNG:

1. Zunächst die Karotte schälen und würfeln. Die Paprika waschen, entkernen und ebenfalls in Würfel schneiden.
2. Den Skyr mit Tomatenmark und Schnittlauch vermengen. Paprika- und Karottenwürfel untermengen und den Aufstrich mit Erythrit, Chilipulver, Salz und Pfeffer abschmecken.

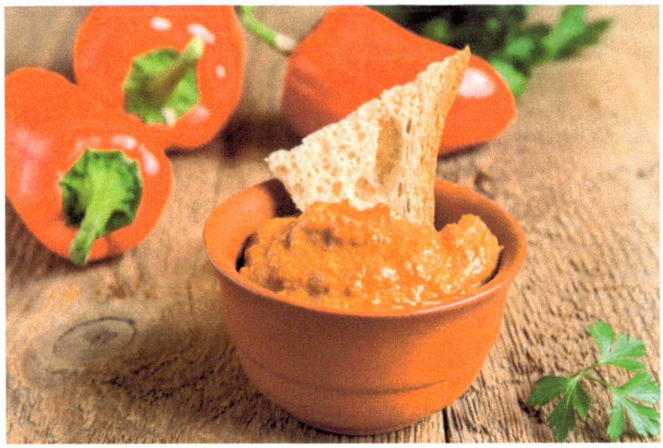

GUACAMOLE

ZUTATEN FÜR 2 PORTIONEN:

- ½ Avocado
- ½Tomate
- ½ Chilischote
- ½ Limette
- ½ Zwiebel
- Salz und Pfeffer

Zubereitungszeit: 20 Minuten

NÄHRWERTE PRO PORTION:

Kalorien: 122 kcal
Kohlenhydrate: 8 g
Eiweiß: 2 g
Fett: 9 g

ZUBEREITUNG:

1. Die Limette zuerst halbieren und auspressen. Die Avocado schälen, den Stein entfernen und das Fruchtfleisch mit einem Löffel aus der Schale lösen. Das Fruchtfleisch in eine Schüssel geben und mit einer Gabel zerdrücken. Sofort den Limettensaft hinzugeben.
2. Die Zwiebel schälen, halbieren und würfeln. Die Tomate waschen und klein schneiden. Die Chilischote halbieren, die Kerne entfernen und hacken.
3. Die feinen Gemüsewürfel unter die Avocadocreme heben und mit Salz und Pfeffer abschmecken.

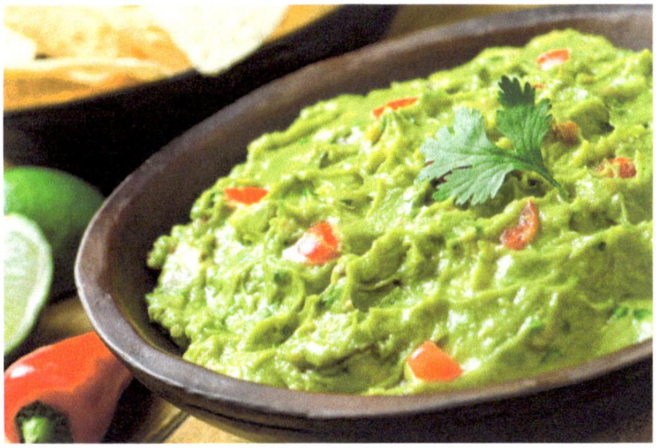

SCHOKO-HASELNUSS-CREME

ZUTATEN FÜR 2 PORTIONEN:

- 30 g Haselnüsse, unverarbeitet
- 20 g dunkle Schokolade (mind. 70% Kakaoanteil)
- 1 TL Honig
- 50 ml Kokosmilch, fettarm
- 1 Prise Meersalz

Zubereitungszeit: 10 Minuten, Backzeit: 15 Minuten, Kühlzeit: 1 Stunde

NÄHRWERTE PRO PORTION:

Kalorien: 229 kcal
Kohlenhydrate: 12 g
Eiweiß: 4 g
Fett: 18 g

ZUBEREITUNG:

1. Zunächst die Haselnüsse auf ein Backblech legen und diese für 15 Minuten bei 175°C backen.
2. Währenddessen die Schokolade in kleine Stücke schneiden und zusammen mit dem Honig in eine Schüssel geben. Die Schüssel in ein Wasserbad geben und die Schokolade langsam schmelzen lassen.
3. Zum Schluss die Schokolade zusammen mit den Haselnüssen, der Kokosmilch und dem Meersalz vermengen, bis eine glatte Creme entsteht.
4. Diese für mindestens 1 Stunde im Kühlschrank abkühlen lassen.

HIMBEERMARMELADE

ZUTATEN FÜR 2 PORTIONEN:

- 450 g Himbeeren, TK aufgetaut
- 80 g Erythrit
- 4 Vanilleschoten
- 10 Blatt Gelatine

Zubereitungszeit: 5 Minuten, Kochzeit: 20 Minuten

NÄHRWERTE PRO PORTION:

Kalorien: 170 kcal
Kohlenhydrate: 19 g
Eiweiß: 11 g
Fett: 1 g

ZUBEREITUNG:

1. Zunächst die Himbeeren zusammen mit dem Erythrit und den Vanilleschoten in einen Topf geben und auf mittlerer Stufe erhitzen. Gelegentlich mit einem Kochlöffel umrühren.
2. Wenn die Himbeermischung anfängt zu dampfen, den Herd auf die niedrigste Stufe stellen und für 15-20 Minuten kochen, dabei gelegentlich umrühren.
3. Nach dieser Zeit die Gelatine hinzufügen und wiederum durchmengen.
4. Danach noch ca. 2-3 Minuten köcheln lassen und ebenfalls umrühren.
5. Vor dem Verzehr die Marmelade gut abkühlen lassen.

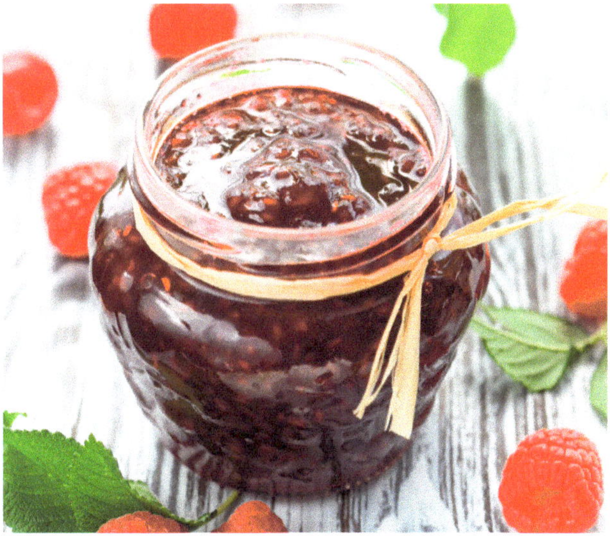

GETRÄNKE

BANANEN-MANDEL-SHAKE

ZUTATEN FÜR 2 PORTIONEN:

- 500 ml Mandelmilch
- 2 reife Bananen
- 4 EL Mandelmus
- Optional: 4 Eiswürfel

Zubereitungszeit: 5 Minuten

NÄHRWERTE PRO PORTION:

Kalorien: 200 kcal
Kohlenhydrate: 43 g
Eiweiß: 2 g
Fett: 2 g

ZUBEREITUNG:

1. Zuerst die Bananen schälen und in Scheiben schneiden.
2. Anschließend die Bananen zusammen mit dem Mandelmus und der Mandelmilch in einen Mixer geben und pürieren. Die Eiswürfel, wenn gewünscht, vor dem Pürieren hinzugeben und genießen.

GRÜNER SMOOTHIE

ZUTATEN FÜR 2 PORTIONEN:

- 2 Äpfel
- 1 Banane
- 125 g Spinat
- 1 EL Zitronensaft
- 250 ml Wasser

Zubereitungszeit: 5 Minuten

NÄHRWERTE PRO PORTION:

Kalorien: 170 kcal
Kohlenhydrate: 31 g
Eiweiß: 3 g
Fett: 2 g

ZUBEREITUNG:

1. Die Äpfel und Banane klein schneiden und zusammen mit dem Spinat in einen Mixer geben.
2. Zitronensaft und Wasser hinzugeben und alles gut miteinander vermengen.
3. Servieren und genießen.

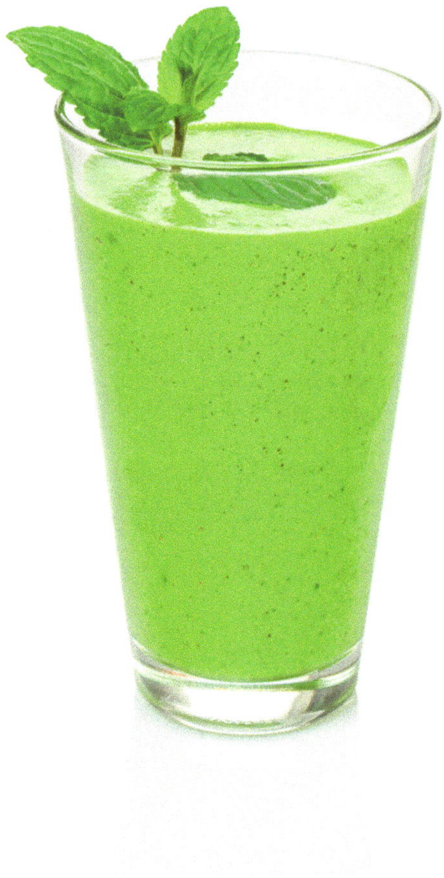

PFIRSICH-AVOCADO-SMOOTHIE

ZUTATEN FÜR 2 PORTIONEN:

- 4 Pfirsiche
- 1 Avocado
- 1 Banane
- ½ Zitrone
- 100 ml Pfirsichsaft
- 8 Eiswürfel

Zubereitungszeit: 10 Minuten

NÄHRWERTE PRO PORTION:

Kalorien: 395 kcal
Kohlenhydrate: 51 g
Eiweiß: 4 g
Fett: 17 g

ZUBEREITUNG:

1. Zunächst die Pfirsiche waschen, den Kern entfernen und in Stücke schneiden. Die Avocado halbieren, entkernen und das Fruchtfleisch mit einem Löffel herauslösen. Die Banane schälen und in Scheiben schneiden.
2. Nun das Fruchtfleisch der Avocado, die Pfirsichstücke und die Bananenscheiben in einen Mixer geben.
3. Die Zitrone auspressen und den Zitronensaft zusammen mit dem Pfirsichsaft und den Eiswürfeln ebenfalls in den Mixer füllen.
4. Alles fein pürieren und den Smoothie in Gläser gefüllt genießen.

PAPAYA-MANGO-SMOOTHIE

ZUTATEN FÜR 2 PORTIONEN:

- 1 Papaya
- ½ Avocado
- ½ Mango
- 100 g Spinat
- 20 g Feldsalat
- 100 ml Matcha-Tee

Zubereitungszeit: 10 Minuten

NÄHRWERTE PRO PORTION:

Kalorien: 182 kcal
Kohlenhydrate: 17 g
Eiweiß: 3 g
Fett: 10 g

ZUBEREITUNG:

1. Zuerst die Avocado halbieren, den Stein entfernen und das Fruchtfleisch mit einem Löffel herauslösen.
2. Anschließend die Papaya und die Mango schälen, die Kerne entfernen und beides in grobe Stücke schneiden. Spinat und Feldsalat gründlich unter fließendem Wasser waschen.
3. Zum Schluss das Avocado-Fruchtfleisch, die Papaya, die Mango, den Spinat und den Feldsalat in einen Mixer geben, mit dem Matcha auffüllen und alles fein pürieren. Den Smoothie in Gläser füllen und genießen.

HEIDELBEER-SKYR-SMOOTHIE

ZUTATEN FÜR 2 PORTIONEN:

- 200 g Heidelbeeren, TK
- 200 g Skyr
- 1 Banane
- 150 ml Wasser
- 2 EL Vanillezucker

Zubereitungszeit: 5 Minuten

NÄHRWERTE PRO PORTION:

Kalorien: 220 kcal
Kohlenhydrate: 38 g
Eiweiß: 12 g
Fett: 1 g

ZUBEREITUNG:

1. Die Banane schälen und in Stücke schneiden.
2. Die Banane zusammen mit Heidelbeeren, Vanillezucker und Skyr in einen Mixer geben, mit Wasser auffüllen und pürieren.
3. Die Smoothies in Gläser füllen und genießen.

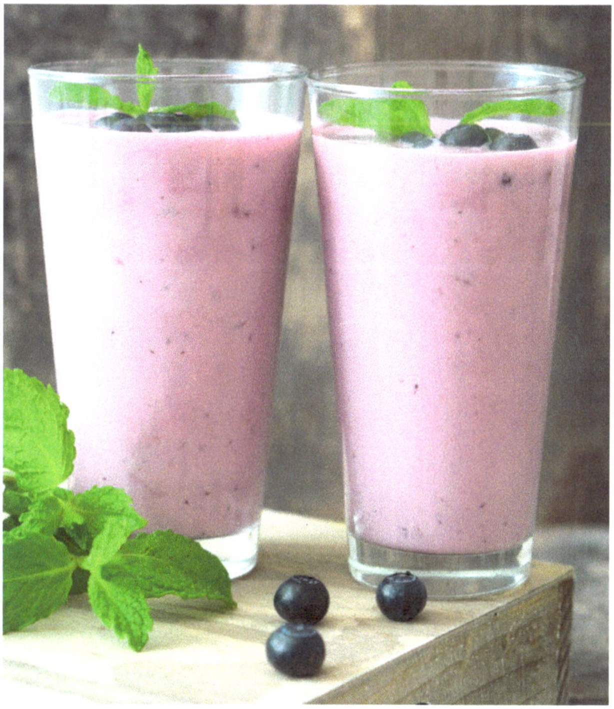

30-TAGE-CHALLENGE FÜR EINEN FLACHEN BAUCH

Du möchtest noch gerne etwas für deine Fitness machen und bist bereit für eine 30-Tage-Challenge? Super! Auf den folgenden Seiten erwarten dich ideale Übungen für deine Körpermitte. Gerne kannst du noch heute damit beginnen und dich der Herausforderung stellen. Du wirst merken: es lohnt sich für dich!

Falls du keinen Muskelkater spürst, so ist es empfehlenswert, jeden Tag die Übungen wie beschrieben auszuführen. Andernfalls lege einfach einen Tag Pause ein, so dass der Körper regenerieren und wieder Kraft tanken kann. Und nun viel Spaß und viel Erfolg!

PLANK

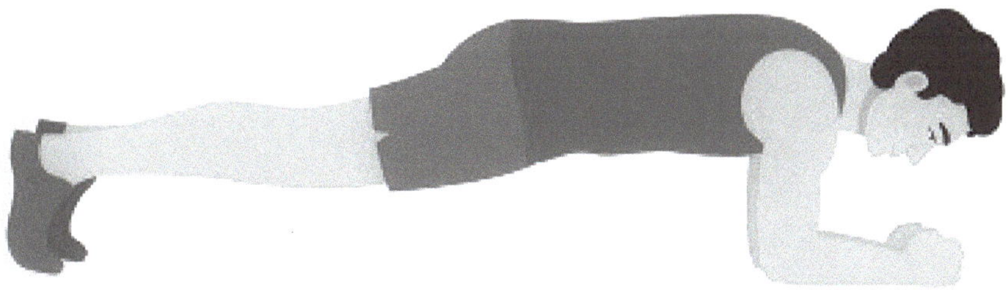

Beim Plank wird dein Bauch ideal trainiert. Daneben beanspruchst du mit dieser Übung zusätzlich noch fast deinen kompletten Körper, wie Rumpf, Rücken, Po, Beine und Schultermuskeln.

Starte hierfür in der Bauchlage. Die Unterarme richtest du parallel zum Körper aus. Die Ellbogen befinden sich auf Höhe der Schultern. Nun stellst du deinen Körper auf, so dass deine Schultern und deine Hüfte auf einer Ebene sind. Achte während der Übung darauf, dass du deinen Bauch einziehst du eine durchgehende Körperspannung behältst.

SIT-UP

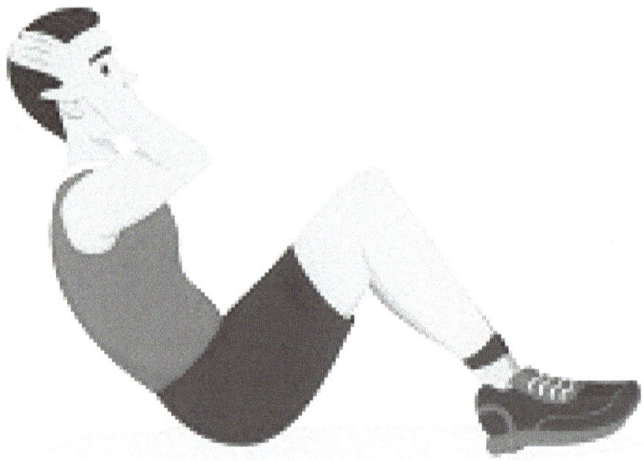

Bei dieser Übung werden ganz gezielt deine Bauchmuskeln trainiert.

Lege dich mit dem Rücken auf den Boden. Die Füße stellst du mit angewinkelten Knien auf. Die Arme sind waagrecht oder locker hinter deinem Kopf. Hebe nun deinen Oberkörper an und führe deine Brust in Richtung der Knie, so weit, bis die Ellbogen deine Knie berühren. Anschließend senkst du den Oberköper wieder langsam ab. Achte darauf, den Oberkörper während der Übung nie komplett am Boden abzulegen, sondern immer eine Spannung im Bauch zu halten.

KLAPPMESSER

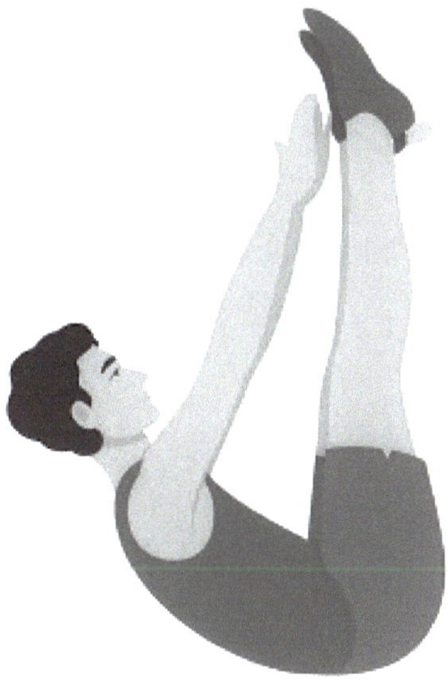

Bei dieser Übung werden sowohl deine geraden Bauchmuskeln als auch deine schrägen Bauchmuskeln ideal trainiert.

Lege dich hierzu auf den Boden. Deine Arme sind nach hinten über dem Kopf ausgestreckt, die Beine nach vorne gestreckt. Hebe nun deine Beine und deinen Oberkörper nach oben und gebe deine Arme nach vorne, so dass sich diese ausgestreckt vor deiner Brust befinden. Sobald sich der Oberkörper und deine Beine in einem etwa 75 Grad Winkel befinden, führst du diese wieder zum Boden und legst dich langsam gestreckt ab.

Achte während der kompletten Übung darauf, dass deine Arme und Beine gestreckt sind, du immer eine Körperspannung hast, die Arme und Beine nie komplett auf dem Boden aufliegen und du diese Einheit nicht mit zu viel Schwung ausführst.

BERGSTEIGER

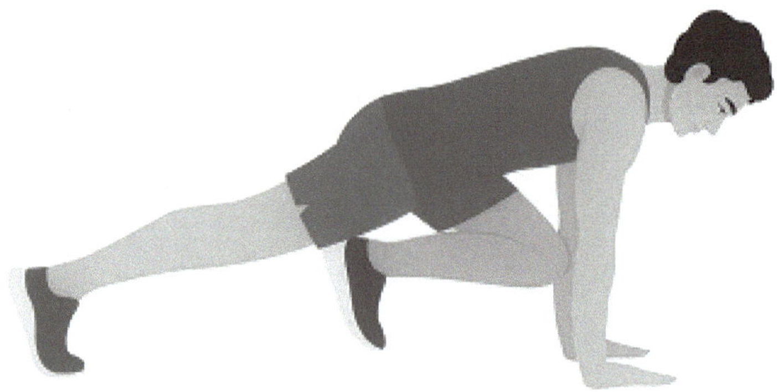

Bei dieser Übung trainierst du neben deinem geraden Bauchmuskel ebenso deine Beine und deinen Po.

Starte in der klassischen Liegestütz-Position und spanne deinen Körper an. Die Arme und Beine sind ausgestreckt. Die Hände bleiben während der Übung immer fest auf dem Boden. Führe nun einen kraftvollen Sprung aus und ziehe dein rechtes Knie soweit wie möglich zu deinem rechten Ellbogen. Das linke Bein bleibt dabei gestreckt auf dem Boden. Anschließend ziehst du dein linkes Bein zum linken Ellbogen und dein rechtes Bein bleibt gestreckt auf dem Boden. Diese Übung sollte dynamisch ausgeführt werden und die Beine ständig in Bewegung sein.

HÜFTHEBEN

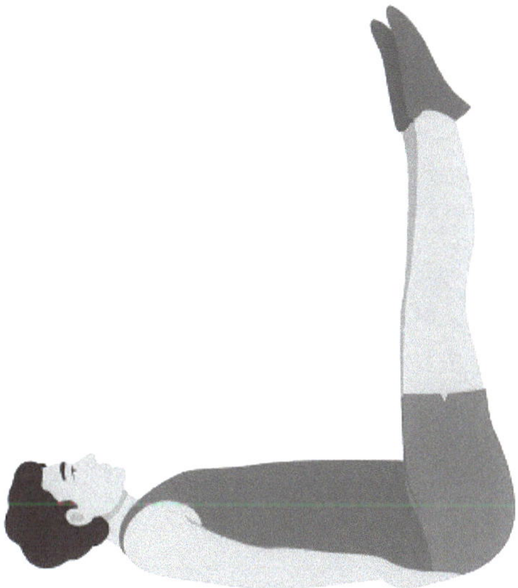

Bei dieser Übung trainierst du ideal deine geraden und schrägen Bauchmuskeln.

Lege dich hierzu auf den Boden, die Hände liegen neben deinem Körper. Während du deinen Bauch anspannst, streckst du deine Beine senkrecht nach oben und hebst deine Hüfte so weit wie möglich an. Achte darauf, diese Übung aus dem Bauch heraus und mit möglichst wenig Schwung auszuführen.

BEINE KREUZEN

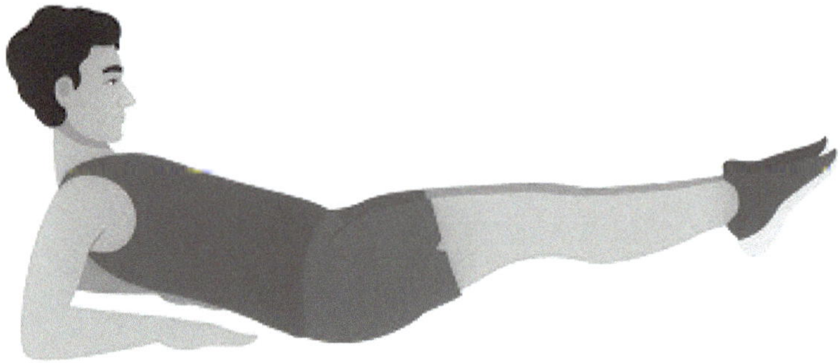

Bei dieser Übung trainierst du neben deinen Bauchmuskeln noch zusätzlich deine Beinmuskulatur.

Setze dich hierfür auf den Boden. Deine Beine streckst du waagrecht aus, so dass sie etwas in der Luft sind. Gehe mit deinem Oberkörper nach hinten und stütze dich auf deinen Unterarmen ab. Kreuze nun deine Beine in einer kontinuierlichen Bewegung - das rechte Bein über das linke und anschließend das linke über das rechte. Achte während der gesamten Übung auf eine hohe Körperspannung.

SEITLICHE BAUCHMUSKELN

Diese Übung ist ideal für deine seitliche Bauchmuskulatur.

Begebe dich hierfür in die Seitenlage. Die Beine sind zusammen und gestreckt. Nun stützt du dich auf deinen rechten Unterarm und hebst deine Hüfte, bis dein Rumpf und deine Beine eine Linie bilden. Halte diese Stellung, gerne kannst du dabei auch immer wieder etwas mit der Hüfte nach unten und oben gehen. Anschließend wechselst du zur anderen Seite.

TAG 1

Plank	30 Sekunden	2 Wiederholungen
Sit-Up	30 Ausführungen	2 Wiederholungen

TAG 2

Beine kreuzen	20 Ausführungen	2 Wiederholungen
Klappmesser	5 Ausführungen	2 Wiederholungen

TAG 3

Hüftheben	10 Ausführungen	2 Wiederholungen
Bergsteiger	12 Ausführungen	2 Wiederholungen

TAG 4

Plank	35 Sekunden	2 Wiederholungen
Seitliche Bauchmuskeln	30 Sekunden	2 Wiederholungen

TAG 5

Sit-Up	35 Ausführungen	2 Wiederholungen
Beine kreuzen	25 Ausführungen	2 Wiederholungen

TAG 6

Klappmesser	6 Ausführungen	2 Wiederholungen
Bergsteiger	15 Ausführungen	2 Wiederholungen

TAG 7

Hüftheben	12 Ausführungen	2 Wiederholungen
Seitliche Bauchmuskeln	35 Sekunden	2 Wiederholungen

TAG 8

Sit-Up	40 Ausführungen	2 Wiederholungen
Bergsteiger	18 Ausführungen	2 Wiederholungen

TAG 9

Plank	40 Sekunden	2 Wiederholungen
Klappmesser	8 Ausführungen	2 Wiederholungen

TAG 10

Beine kreuzen	30 Ausführungen	2 Wiederholungen
Seitliche Bauchmuskeln	40 Sekunden	2 Wiederholungen

TAG 11

Hüftheben	15 Ausführungen	2 Wiederholungen
Bergsteiger	20 Ausführungen	2 Wiederholungen

TAG 12

Plank	45 Sekunden	2 Wiederholungen
Beine kreuzen	35 Ausführungen	2 Wiederholungen

TAG 13

Sit-Up	45 Ausführungen	2 Wiederholungen
Hüftheben	18 Ausführungen	2 Wiederholungen

TAG 14

Klappmesser	10 Ausführungen	2 Wiederholungen
Seitliche Bauchmuskeln	45 Sekunden	2 Wiederholungen

TAG 15

Bergsteiger	22 Ausführungen	2 Wiederholungen
Beine kreuzen	25 Ausführungen	2 Wiederholungen

TAG 16

Sit-Up	50 Ausführungen	2 Wiederholungen
Klappmesser	6 Ausführungen	3 Wiederholungen

TAG 17

Plank	50 Sekunden	2 Wiederholungen
Hüftheben	20 Ausführungen	2 Wiederholungen

TAG 18

Seitliche Bauchmuskeln	50 Sekunden	2 Wiederholungen
Bergsteiger	15 Ausführungen	3 Wiederholungen

TAG 19

Klappmesser	8 Ausführungen	3 Wiederholungen
Hüftheben	12 Ausführungen	3 Wiederholungen

TAG 20

Sit-Up	40 Ausführungen	3 Wiederholungen
Seitliche Bauchmuskeln	40 Sekunden	3 Wiederholungen

TAG 21

Hüftheben	15 Ausführungen	3 Wiederholungen
Beine kreuzen	30 Ausführungen	3 Wiederholungen

TAG 22

Plank	40 Sekunden	3 Wiederholungen
Bergsteiger	20 Ausführungen	3 Wiederholungen

TAG 23

Klappmesser	10 Ausführungen	3 Wiederholungen
Seitliche Bauchmuskeln	45 Sekunden	3 Wiederholungen

TAG 24

Sit-Up	45 Ausführungen	3 Wiederholungen
Plank	45 Sekunden	3 Wiederholungen

TAG 25

Hüftheben	18 Ausführungen	3 Wiederholungen
Beine kreuzen	35 Ausführungen	3 Wiederholungen

TAG 26

Klappmesser	12 Ausführungen	3 Wiederholungen
Bergsteiger	22 Ausführungen	3 Wiederholungen

TAG 27

Seitliche Bauchmuskeln	50 Sekunden	3 Wiederholungen
Plank	50 Sekunden	3 Wiederholungen

TAG 28

Sit-Up	50 Ausführungen	3 Wiederholungen
Beine kreuzen	40 Ausführungen	3 Wiederholungen

TAG 29

Plank	60 Sekunden	3 Wiederholungen
Bergsteiger	25 Ausführungen	3 Wiederholungen

TAG 30

Hüftheben	20 Ausführungen	3 Wiederholungen
Seitliche Bauchmuskeln	60 Sekunden	3 Wiederholungen

HAFTUNGSAUSSCHLUSS

Die Informationen in diesem Buch wurden mit großer Sorgfalt zusammengestellt. Für die Richtigkeit und Vollständigkeit kann gleichwohl keine Gewähr übernommen werden. Aus diesem Grund ist jegliche Haftung für eventuelle Schäden im Zusammenhang mit der Nutzung des Informationsangebots ausgeschlossen.

IMPRESSUM

Kontakt: Rezepte Master
vertreten durch: Stephan Kaltner, Höckhstr. 9a, 83646 Bad Tölz
E-Mail: rezeptemaster@e.mail.de
Covergestaltung: Rezepte Master
Coverfoto: depositphotos.com

Printed in Poland
by Amazon Fulfillment
Poland Sp. z o.o., Wrocław

82202723R00085